Horst Oberle

Die Kraft der Klangschalen

DIE KRAFT DER KLANGSCHALEN

HORST OBERLE

|||||||||||||||||||| SILBERSCHNUR VERLAG

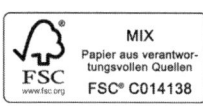

© Copyright Verlag »Die Silberschnur« GmbH

ISBN: 978-3-89845-380-6

1. Auflage 2013   2. Auflage 2016

Gestaltung & Satz: XPresentation, Güllesheim
Umschlaggestaltung: XPresentation, Güllesheim
Fotografien: Horst Oberle
Druck: Finidr, s.r.o. Cesky Tesin

Verlag »Die Silberschnur« GmbH · Steinstr. 1 · 56593 Güllesheim
www.silberschnur.de · E-Mail: info@silberschnur.de

Inhaltsverzeichnis

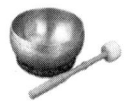

Einleitung:
Klangschalen berühren
die Welt

Vor vielen Jahren spürte ich nach meiner Trekking-tour in Nepal das erste Mal den Zauber der Klang-schalen. In einem winzigen Laden vor unserem kleinen Hotel außerhalb von Kathmandu standen einige dieser sonderbaren Schalen in einem Regal. Der begeisterte Verkäufer zeigte mir das "Singen der Klangschalen" und faszinierte mich sofort mit dieser alten, verstaubten Schale, sodass ich es nicht lassen konnte, sie mit nach Hause zu nehmen. Mit einer einzigen Klangschale begann so mein per-sönliches Abenteuer.

Immer beliebter werden die metallenen Schalen aus Fernost. Ganze Kaskaden von Tönen schweben durch unsere Zeit und verzaubern die Herzen ihrer Anwender. Doch woher kommen sie? Was kann ich persönlich damit anfangen? Wie "benutze" ich sie für mich oder für einen Partner? Auf den nachfolgenden Seiten haben Sie die Gelegenheit, diesem Zauber auf die Spur zu kommen und grundlegende Informationen über die Wirkungsweise und Einsatzmöglichkeiten der Klangschalen kennenzulernen.

Keine Frage – die Möglichkeiten der Klangschalen und ihre verschiedenen Verwendungszwecke sind weit umfassender als hier beschrieben. Der Einsatz reicht von dem einfachen Klang als Signal bis zu therapeutischen Anwendungen für Wachkomapatienten. Doch dieses Buch hat als Anfängerbuch die Zielsetzung, Grundlagen für den Einsatz von Klangschalen zu vermitteln, die vor allem dem Wohlfühlen und Entspannen dienen und uns dadurch auch neue Kraft für den Alltag geben. Es möchte Anregungen und Inspirationen liefern, damit Sie ein Gefühl für die vielfältigen Möglichkeiten der Klangschalen bekommen. Es ist dabei jedoch nicht als therapeutische Grundlage gedacht.

Teil 1:

Grundlagen

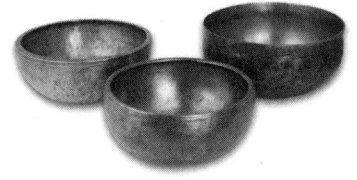

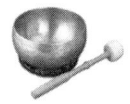

Der Klang und seine Wirkung

Um die Wirkungsweise von Klangschalen besser zu verstehen, ist ein kleiner Ausflug zu den Klängen sinnvoll. Klänge sind zunächst einmal Schwingungen – die zum Beispiel durch Sprache oder Musik entstehen. Diese Schwingungen erreichen uns über das Hören, aber auch durch das Spüren der Schallwellen.

• • •

Das Hören – sanfte Klänge – intensive Klänge

Die Fähigkeit zu hören ist für uns normal und alltäglich, sie wird als selbstverständlich hingenommen. Selten ist uns bewusst, dass das Hören bereits früh im Mutterleib beginnt und zu den ersten Erfahrungen eines Menschen gehört. Bereits mit fünf Monaten sind Teile des Gehörs vollständig in ihrer späteren Größe ausgebildet. Auch bei unserem letzten Schritt, dem Sterben, ist das Hören als einer der letzten Sinne noch aktiv.

Wie differenziert unser Hörsinn ausgebildet ist, erfahren wir erst, wenn wir uns bewusst aus dem Alltagstrubel zurückziehen und Ruhe finden. Ob es ein privater Rückzugsort, ein Abend ohne Fernseher oder ein leises Musikstück ist – wir genießen die Ruhe oder die sanften Klänge. Eine andere Möglichkeit, sanfte Ruhe und schwingende Töne zu erfahren, ist die Entspannung mit Klangschalen. Besonders die tiefen Töne von leicht angeschlagenen größeren Klangschalen wirken beruhigend, entspannend und fördern die Erdverbundenheit. Sanfte Klänge führen dabei zu einer reinen Entspannung, zu einem Wohlfühlen, während tiefere Klänge uns ein Gefühl von Heimat, von Angekommensein schenken, was gerade in unserer hektischen und schnelllebigen Zeit als besonders wohltuend empfunden wird.

• • •

Die Klänge spüren

Wir alle wissen, dass Klänge sich als Schallwellen ausbreiten. Um die Wirkung der Schallwellen zu verdeutlichen, können wir uns die Wellenbewegungen im Wasser ansehen: Wirft man einen Stein ins Wasser, entstehen um die Eintrittsstelle ins Wasser konzentrische Kreise, die in feinen Wellen nach außen treiben. Genau so verhalten sich Schallwellen. Vom Klangkörper, der Klangschale, geht ein Klang aus, der sich wellenförmig in der Luft weiterbewegt. Diesen hören wir, und je nach Nähe zum Klangkörper können wir ihn auch fühlen.

Erinnern Sie sich zum Beispiel an laute Musik. Sie können die Bässe der lauten Musik an Ihrem Körper, in Ihrem Bauch spüren. Dies ist natürlich zunächst ein extremes Spüren von Klängen. Sanfte Klänge können wir dagegen weniger körperlich spüren. So können die Schwingungen von kleinen Klangschalen oft nicht wirklich gespürt werden, das Schwingen der größeren Klangschalen ist jedoch deutlich auf der Hand, dem Körper und selbst in Körpernähe

15

gut fühlbar. Um den Klang oder die Schwingungen einer Klangschale wahrnehmen zu können, ist es daher wie bei der Musik notwendig, ein Mindestmaß an Lautstärke zu erreichen.

Eine andere Möglichkeit, um auch die Vibrationen von kleineren Klangschalen aufnehmen zu können, ist, seine Aufmerksamkeit zu bündeln, für eine ruhige Atmosphäre zu sorgen und sich im Alltag von einströmenden Umweltreizen abzuschotten. Wenn wir selbst entspannt sind, haben wir eine höhere Aufnahmefähigkeit - auch für sanftere Töne.

Tipp: Um Klang-Schallwellen sichtbar zu machen, können Sie eine größere Klangschale mit Wasser füllen und sie an der Seite stärker anschlagen. Sie sehen dann die wunderschönen Kreise der Schallwellen auf dem Wasser.

• • •

Die Wirkungsweise von Klangschalen

Wohlbefinden – ein Grundbedürfnis und doch so schwierig zu erreichen. Doch Klangschalen können Ihnen helfen, Entspannung im oft hektischen Alltag zu finden – darin liegt wohl ihr größter Nutzen.

Worin liegt nun aber das Geheimnis der Klangschalen? Wie kann durch den Klang einer äußerlich recht simplen Schale diese tiefe Harmonie auf allen Ebenen erreicht werden? Meiner Erfahrung nach ist es nicht nur ein einzelner Faktor, der dazu führt, sondern es kommt eine Vielzahl an unterschiedlichen Aspekten zusammen:

Sanfte Klänge

Der lang anhaltende, obertonreiche Klang einer sanft angeschlagenen Klangschale fasziniert unser Ohr mit seiner Klangvielfalt. Er lädt ein, zu lauschen, dem Klang zu folgen ... Ein Innehalten, das schnell zu einer atemberaubenden Ruhe und Stille führt. Klangschalen kreieren einen Raum, der uns sowohl zum Eintauchen als auch zum Rückzug einladen kann.

Das Einlassen auf die Klänge fordert unseren Geist. Klangschalen fordern uns heraus, genau hinzuhören und von den Alltagsgeräuschen und dem steten Zivilisationslärm Abstand zu nehmen. Dies entlastet uns und schafft Freiräume, neue "weiße Seiten", die wir mit harmonischen Geräuschen und anderen Gefühlen als den Alltagsgefühlen füllen können.

Sanfte Schwingungen

Bei mittleren und größeren Klangschalen können Sie die Schwingungen am oder auf dem Körper gut spüren. Diese Schwingungen fesseln den Geist und bewirken, dass Sie entspannen können. Der Alltag bleibt draußen, es gibt Momente der Stille und des entspannten Fühlens.

Raum für neue Erfahrungen

Spannend ist das Wahrnehmen der feinen Klänge und Schwingungen insbesondere aus dem Grund, da sie uns neue Erfahrungen schenken können. Über den Rückzug können Sie ein neues Wahrnehmen, ein neues Hören und Spüren erfahren - das manchmal auch als Herausforderung verstanden werden kann.

Freiräume ergeben Krafträume

Wenn wir all die vielen kleinen Alltagsbelastungen, all das, was noch erledigt und getan werden muss, und den stetig wachsenden Alltagstrubel nur für Augenblicke außen vor lassen können, steht uns durch diese Freiräume wieder mehr Kraft zur Verfügung. Zentriert können wir uns so auf Neues einlassen. Erholt und mit neuer Kraft ist dann manches auch einfacher zu bewältigen – und manches erledigt sich sogar von selbst, da wir es nicht mehr so wichtig nehmen. Durch den Rückzug über die Klangschalen können wir uns somit auf unsere Kraft konzentrieren und sie in neuer Art und Weise erleben.

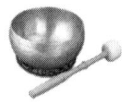

Ein wenig Theorie ist gut ...

Bevor wir mit der Praxis beginnen, ist ein wenig Theorie gut – denn früher oder später tauchen sicherlich einige grundlegende Fragen auf. Beginnen wollen wir mit der Herkunft der Schalen, denn natürlich interessiert in diesem Zusammenhang die Geschichte der Klangschalen: Woher kommen sie? Für was wurden sie genutzt?

• • •

Herkunft der Klangschalen

Die in Europa gebräuchlichsten Klangschalen stammen meist aus Indien oder Nepal, und mit diesen Klangschalen wollen wir uns hier eingehender beschäftigen. Eine Fertigung in Tibet in größerem Umfang ist nicht bekannt, dennoch liest man oft

die Bezeichnung "tibetische Klangschale". Diese
deutet allerdings mehr auf das geografische Gebiet
des Himalaja (Tibet/Nepal) hin und auf die Herstellung durch Tibeter, die in Nepal wohnen. Die
bekanntesten sonstigen Arten von Klangschalen
werden in China und Japan hergestellt. Auf diese
wollen wir hier allerdings nur kurz eingehen, da
diese Schalen fast ausschließlich wegen ihres Klanges genutzt werden - beispielsweise als Tempelglocken - und nicht zur Entspannung oder für The-
rapiezwecke.

Chinesische Klangschalen

Die schwarzen Schalen werden auch als Tempelglocken bezeichnet und sind meist auf einem höheren, runden Kissen mit Rautenmuster zu sehen.
Tempelglocken sind aus dünnwandigem Material
hergestellt und zeichnen sich durch einen guten,
vollen, oft tieferen Klang aus. Wie der Name schon
sagt, werden diese Schalen mehr als Signal genutzt
und sind in chinesischen Tempeln anzutreffen. Der
Klang ist voluminöser als der von nepalesischen
oder indischen Schalen, weshalb sie gerne auch für

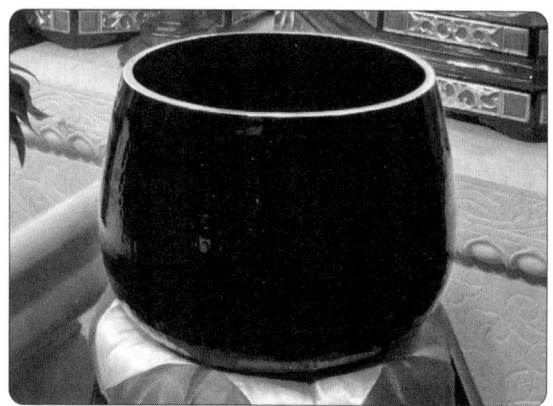

Chinesische Tempelglocke

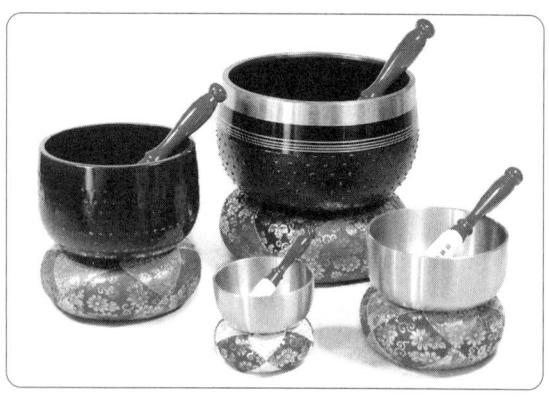

Japanische Rin-Klangschalen

größere Räume genutzt werden. Aufgrund der Dünne des Materials sind jedoch fast keine Schwingungen zu spüren. Diese Schalen eignen sich deshalb nicht zum Spüren und für Körperbehandlungen.

Japanische Klangschalen

Diese gegossenen Schalen werden auch Rin-Klangschalen genannt. Sie werden teilweise in recht aufwendigen Gussverfahren von Hand hergestellt und sind auch entsprechend teuer. Da sie kleiner sind, werden sie gerne im Rahmen von Zen-Meditationen eingesetzt. Zum Spüren und für Körperübungen eignen sie sich allerdings weniger. Diese Art der Klangschalen wird heute teilweise auch in Indien oder Nepal hergestellt, ohne dabei jedoch an die traditionelle japanische Qualität heranzureichen.

• • •

Die Vergangenheit ist gegenwärtig. Oder: Was haben buddhistische Ritualobjekte und Kochgeschirr gemeinsam?

Nach der geografischen Herkunft interessiert natürlich auch die ursprüngliche Verwendung. Hier gilt es, zwei grundsätzliche Zweige zu unterscheiden, zum einen die Herkunft der Schalen aus der buddhistischen Kultur und zum anderen die Verwendung als Gebrauchsgegenstand.

Ein Vorläufer des Buddhismus in Tibet war die Bönkultur, die als eine der ursprünglichen Religionen Tibets galt. Diese Kultur hatte als Naturreligion viele schamanische Elemente, wahrscheinlich auch durch die Nähe und die Verbindungen zur Mongolei. Zur Durchführung der sehr wichtigen Rituale und Gebete im Schamanismus wurden Klänge mit einbezogen. Obwohl die Bönkultur im 8. Jahrhundert in den Buddhismus übergegangen ist, sind trotzdem auch in unserer Zeit noch ursprüngliche Elemente dieser Kultur in einigen Gebieten erhalten geblieben.

Heute werden daher für Anbetungen und Rituale im Buddhismus Trommeln, Gongs, Trompeten und vereinzelt auch Klangschalen eingesetzt. Im Gegensatz zur häufigsten Verwendung in der westlichen Welt werden hier jedoch keine Klangschalen mit einem

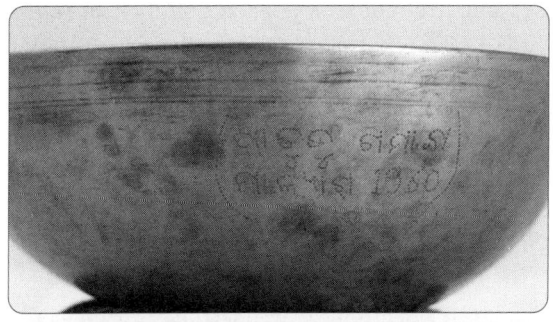

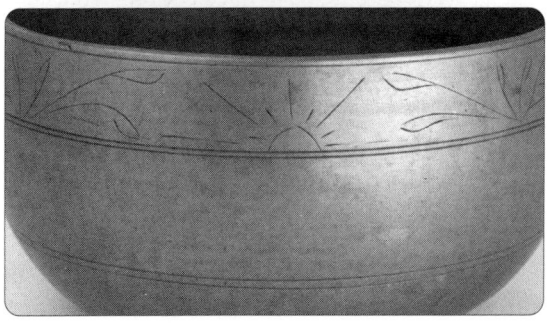

Alte tibetische Klangschalen mit Verzierungen

sanften Klang genutzt, der für eine meditative Stimmung sorgt, sondern kräftig und laut angeschlagene Schalen als Rhythmusinstrumente.

Auf Abbildungen und bei Statuen wird Buddha oft mit einer Schale in den Händen dargestellt. Die Bedeutung der Schale ist je nach Buddhafigur unterschiedlich und reicht von der Almosenschale bis zur Schale mit Medizin. Heute werden auch Klangschalen in dieser sich nach oben hin verengenden Form hergestellt.

Neben dieser eher religiösen Verwendung wurden Klangschalen im Himalaja traditionell ganz unspektakulär als Kochtöpfe verwendet. Die durch die Dörfer ziehenden Wanderschmiede stellten diese Töpfe auch als Geschenke zu Hochzeiten oder anderen besonderen Anlässen direkt vor Ort her. Erkennen kann man diese alten Schalen vor allem daran, dass der Boden durch das Erhitzen beim Kochen leicht gewölbt ist, das heißt beim Klopfen auf den Boden bemerkt man, dass er in der Wölbung innen hohl ist. Für besondere Anlässe wurden die Schalen dann oft mit Randlinien oder auch mit Namen verziert.

Da jeder Wanderschmied seine "Klangschalen" individuell hergestellt hat, gibt es neben regionalen Arten bei alten Klangschalen auch sehr viele spezielle Formen.

Überlieferungen zufolge wurde in einzelnen Dörfern des Himalaja mit Klängen geheilt – wahrscheinlich oft in Verbindung mit den Schamanen, die heute immer noch in entlegenen Gebieten die wichtige Aufgabe als Heiler und Arzt übernehmen. Diese alten Traditionen haben sich in den letzten Jahrzehnten, die durch eine Hinwendung zu alternativen Heilmethoden geprägt waren, auch bei uns verbreitet.

• • •

Wie werden traditionelle Klangschalen heute hergestellt?

Bei der Herstellung werden zuerst die verschiedenen Rohmetalle in eine grobe Form gegossen. Traditionell wird hier ein kleines Stück einer alten Klangschale mit beigefügt. Anschließend wird das Metall im Feuer erhitzt und glühend mit schweren

Hämmern zu einer Schale getrieben. Dieser Vorgang wird mehrfach durchgeführt, bis die rohe Klangschale entstanden ist. Das körperlich sehr anstrengende Heraustreiben erfolgt in schnellem Rhythmus von geübten Arbeitern. Später wird jede einzelne Klangschale noch nachbearbeitet.

Die Herstellung findet demnach überwiegend noch nach der traditionellen Methode und in sehr aufwendiger Handarbeit statt. Der einzige Arbeitsschritt, der mit maschineller Unterstützung stattfindet, ist das "Ausdrehen" der rohen Klangschale. Durch die ebene Oberfläche einer ausgedrehten Klangschale entsteht ein gleichmäßigerer Klang. Auch für die Politur wird eine Poliermaschine eingesetzt.

Die oft genannte "maschinelle" Fertigung gibt es nur in unserer Vorstellung; wir gehen dann wie selbstverständlich davon aus, dass Klangschalen in Nepal

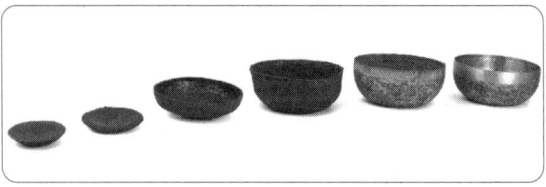

Fertigung einer Klangschale

so produziert werden, wie wir sie in Europa mit unseren industriellen Mitteln fertigen würden.

• • •

Die getriebene oder gegossene Herstellung entscheidet über den Klang

Ausschlaggebend für den Klang einer Klangschale ist die Art und Weise der Herstellung. Wie bereits erwähnt werden die traditionellen Klangschalen in Indien und Nepal in einem aufwendigen Verfahren aus einem gegossenen Kern herausgetrieben. Eine modernere und kostengünstigere Art, um vor allem

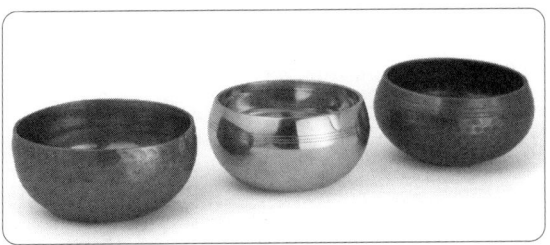

Klangschale: getrieben, gegossen und
gegossen mit gehämmerter Optik

kleinere Klangschalen herzustellen, ist daneben das Gussverfahren. Flüssiges Metall wird dabei in eine einzelne Form gegossen. Nach dem Abkühlen werden die überschüssigen Ränder entfernt, und dann erfolgt auch hier die schon beschriebene Art des "Ausdrehens" und Polierens, um Klang und Optik zu verfeinern.

Gegossene Klangschalen unterscheiden sich von getriebenen Klangschalen vor allem im Klang. Eine getriebene Klangschale hat einen weicheren, wärmeren Klang, während die gegossene Klangschale oft heller und klarer klingt.

Somit hat die Herstellung auch Auswirkungen auf die Anwendung: Die helleren Klänge der gegossenen Klangschale können sehr gut zum Aktivieren genutzt werden, zum Beispiel zu Beginn einer Übung. Die geschmiedeten Klangschalen eignen sich dagegen ideal zur Entspannung. Optisch gesehen ist der Unterschied nicht mehr so einfach zu erkennen, denn die meist glänzenden, gegossenen Klangschalen sind preiswerter und werden heute oft so verändert, dass sie auf den ersten Blick wie eine getriebene Klangschale aussehen.

• • •

Die ewige Frage
nach der Anzahl der Metalle

Wenn es um die Herstellung von Klangschalen
geht, wird sehr oft die Frage gestellt, wie viele Metalle
bei der Fertigung einer Klangschale legiert wurden.
Eine einfache Frage, auf die es jedoch keine eindeu-
tige Antwort gibt, da jede Klangschale einzeln hergestellt wird und jede ihre eigene, individuelle Zu-
sammensetzung von Metallen aufweist, die sogar
an verschiedenen Stellen der Klangschale variieren
kann. Zudem kann man – je nach Genauigkeit der
Analysemethode – nahezu jedes Metall nachweisen,
weshalb das übliche Verkaufsargument, eine Klangschale sei umso wertvoller, je mehr Metalle in ihr
verarbeitet wurden, für mich keine Bedeutung hat.
Für mich ist das bessere Entscheidungskriterium
daher, welchen Eindruck die Schale auf mich persönlich macht und wie sie auf mich wirkt.

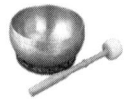

Von der Theorie zur Praxis – von der Aktivität zur Entspannung

• • •

Die Arbeitsmittel auswählen

Um die richtige Klangschale auszuwählen, ist es sinnvoll, dass Sie sich darüber klar werden, was Sie mit der Klangschale bewirken möchten. Möchten Sie Entspannung oder Aufmerksamkeit erreichen? Diese erste grundlegende Unterscheidung hilft Ihnen bei der Auswahl, denn die traditionell gehämmerten Klangschalen haben, wie weiter oben bereits angesprochen, einen eher entspannenden Klang. Sie klingen vergleichsweise wärmer, tiefer und weicher, hier geht es um Themen wie Wohlfühlen, Entspannen, Relaxen. Bei größeren Klangschalen können Sie zudem sehr gut die Schwingung der Klangschale auf der Hand spüren.

Suchen Sie jedoch eine Klangschale, um im Kindergarten, der Schule oder auf Seminaren die Pause zu beenden, also um zur Aufmerksamkeit aufzurufen, dann sind hierzu die gegossenen Klangschalen mit ihrem höheren Klang besser geeignet.

Sollte Sie noch nicht genau wissen, wofür Sie die Klangschale nutzen möchten, können Sie sich beim Ausprobieren einfach davon leiten lassen, was Sie mehr anspricht.

Die Auswahl "meiner" Klangschale. Oder: Werde ich von einer Klangschale gerufen?

Es gibt verschiedene Vorgehensweisen, um Ihre Klangschale auszusuchen. Die einfachste Art ist die, verschiedene Schalen auszuprobieren. Dabei können Sie schnell feststellen, welcher Ton und welche Schwingung Ihnen mehr zusagen. Das persönliche Empfinden, das Wohlfühlen und der gewünschte Einsatzort der Klangschale sind die

Grundlagen für Ihre Entscheidung. So können Sie die Auswahl meist schnell auf zumindest einige Exemplare reduzieren. Beim weiteren feinen Hinhören und Spüren werden Ihnen bald die einzelnen Unterschiede bewusst werden, sodass Sie Ihre Klangschale dann im Nu ausgewählt haben.

Manchmal zieht einen jedoch auch eine Schale bereits von Anfang an magisch an – wenn das so ist, hören und fühlen Sie genau auf die Wirkung der Schale. Oft findet dann auch ein innerer Streit zwischen Kopf und Bauch statt. Aber manchmal, so sagt man, wird man von einer Schale regelrecht gerufen ...

Der nächste Schritt: Der Klöppel oder Schlegel

Zum Anschlagen der Klangschale gibt es eine Vielzahl von unterschiedlichen Schlegeln und Klöppeln. Die Art und die Größe spielen ebenso eine Rolle für den Klang wie die verschiedenen Ummantelungen. Jede Veränderung erzeugt einen anderen, einen spezifischen Klang.

Für einen klaren Klang: Holz- oder Lederschlegel

Als Schlegel, Klöppel oder auch Klangstäbe werden Holzstäbe mit oder ohne Ummantelung (Leder oder Filz) angeboten. Oft ist das Holz sehr einfach, es gibt aber auch kunstvoll verzierte oder geschnitzte Schlegel. Die Bezeichnungen variieren, und so spricht man von Schlegeln, Klöppeln oder anderem.

Geeignet sind diese Holzstäbe vor allem, um einen einzelnen Ton zu erzeugen, zum Beispiel als Signal für den Beginn oder das Ende von Meditationen (Schwellenklang). Ebenso ist das Anreiben der Klangschale nur mit einem Schlegel möglich.

Mit reinen Holzschlegeln ohne Ummantelung klingt die Klangschale jedoch meist blechern und hart – besser ist es, einen Schlegel mit Lederummantelung zu benutzen, denn damit kann ein weicherer, angenehmerer Klang erzeugt werden. Ausnahmen sind die kleinen, gegossenen und meist glänzenden Klangschalen. Hier würde ein Lederschlegel durch die Dämpfung wieder etwas vom Klangvolumen wegnehmen, und somit sind Holzschlegel hier besser.

Tipp: Falls Sie bereits einen Holzschlegel haben, können Sie ihn mit einem dünnen Stück Wildleder (mit der rauen Seite nach außen) bekleben – und schon wird der Klang angenehmer.

Die Größe des Schlegels sollte zur Größe der Schale passen: Zu kleine Schlegel entfalten nicht den vollen Klang, da die tieferen Töne fehlen. Bei zu großen Schlegeln geht ebenso ein Teil des Klanges verloren. Probieren Sie einfach verschiedene Schlegel und ihre Wirkung aus, und hören Sie, was für Sie persönlich angenehm klingt – Sie werden überrascht sein!

Für einen sanften Klang: Filzklöppel

Klöppel bestehen aus einem dünnen Stab (Bambus oder Holz) und sind meist mit einer größeren Filzscheibe versehen. Durch die Filzscheibe wird bei mittleren oder größeren Schalen ein sanfterer Klang erzeugt als mit dem härteren Holzschlegel. Sinnvoll ist dies besonders, wenn die Klangschale auf dem Körper steht, zum Beispiel bei der Klangmassage.

Da es verschiedene Arten von Filz gibt, stehen hier viele Variationsmöglichkeiten zur Verfügung, die sich unterschiedlich auf den Ton auswirken. Neben Filz können Schlegel mit anderen Materialien (Gummi, Stoff, Fell) für speziellere Anwendungen eingesetzt werden.

Für die meist kleinen, gegossenen Klangschalen sind Filzklöppel nicht geeignet, da sie keinen klaren Klang erzeugen. Mit dem Filzklöppel wird der Klang eher sanfter, meist auch tiefer, aber er verliert seine Klarheit.

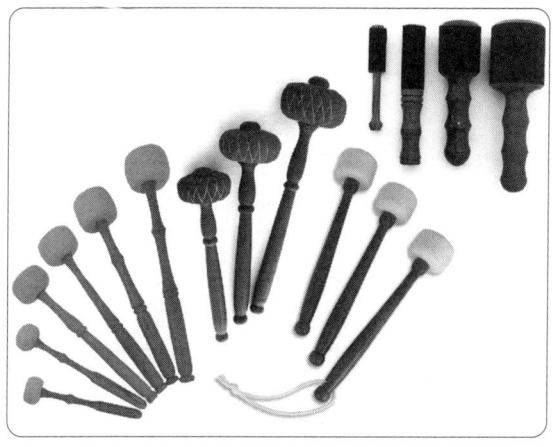

Verschiedene Klöppel

Wie die Härte des Filzes oder die Art der Ummantelung spielt auch die Größe des Schlegels eine wichtige Rolle, um einen vollen Klang zu entfalten. Als Faustregel gilt: Große Schalen benötigen größere Klöppel.

> *Tipp:* Probieren Sie die Unterschiede der verschiedenen Klöppel beim Kauf Ihrer Klangschale aus, und entscheiden Sie sich für den Klöppel, mit dem Sie den bestmöglichen Klang erreichen. Oft sind es sehr feine, jedoch wahrnehmbare Unterschiede.

Dekoratives Zubehör:
Unterlagen, Kissen und Ringe

Oft wird die Frage gestellt, ob man für seine Klangschale auch eine Unterlage zum Aufstellen benötigt. Flache Unterlagen, Kissen oder Ringe – es gibt eine Vielzahl an Möglichkeiten. Wichtig ist nur, dass die Klangschale nicht direkt auf einem harten Untergrund steht, wenn sie angeschlagen wird. So würde eine Steinplatte den Klang verändern und nicht den gewünschten Ton entstehen lassen. In diesem Fall ist es sinnvoll, eine Unterlage unter die Klangschale zu stellen. Die Klangschale sollte nur am Rand nicht von einem Kissen oder Ring berührt werden. Für größere Klangschalen ist ein Ring dagegen sinnvoll, denn er ist meist kleiner als die Bodenfläche der Schale und schafft somit noch mehr Freiraum zum Schwingen.

Ich persönlich bin der Meinung, dass Unterlage und Klangschale eine schöne, harmonische Einheit mit der Umgebung ergeben sollten, in der ich sie stehen habe oder benutze. Mir kommt es daher neben der Klangfarbe und dem Zweck auch auf Größe, Optik, Farbe und Harmonie im Gesamtbild an. Spüren Sie nach, wo hier Ihr eigener Wohlfühlfaktor liegt.

• • •

Das Anschlagen der Klangschalen

Das Halten der Klangschale – Freiraum zum Schwingen

Damit Klangschalen gut klingen können, ist es erforderlich, dass die Seitenwände der Schale frei schwingen können. Dies bedeutet, dass die Schale nur auf der Bodenfläche aufstehen sollte; die schwingenden Außenwände müssen frei sein. Kurz angeschlagen können die Wände so vibrieren und den bestmöglichen Klang entfalten. Eine Unterlage, in die die Schale einsinken kann und die die Seitenwände berührt, ist daher nicht sinnvoll.

Das Anschlagen der Klangschale auf der Handfläche

Neben dem Anschlagen der Klangschale auf einem festen Untergrund wird sie natürlich gerne auch auf der Hand gehalten. Hier gilt das gleiche Prinzip wie oben beschrieben: Nur der Schalenboden sollte auf der flachen Handinnenfläche stehen. So können sich die feinen Schwingungen während des Anschlagens ausbreiten. Finger und Daumen sollten die Klangschale nicht berühren. Leider ist es – besonders bei kleinen Klangschalen – nicht ganz leicht, die Seitenwände der Schale vom Handballen fernzuhalten, was den Klang hemmen würde.

Weiterhin kommt auch automatisch eine unbewusste Reaktion hinzu: Da wir oft Angst haben, dass die Klangschale aus der Hand auf den Boden fällt, machen sich die Finger und der Daumen unbemerkt selbstständig und umfassen die Klangschale.

Gerade am Anfang kommt es vor, dass wir beim Anschlagen einer Klangschale ein seltsames "Zirpen" hören. Oft wird dann gerätselt, ob die Klangschale defekt ist. Das Geheimnis löst sich jedoch

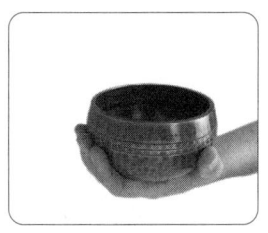 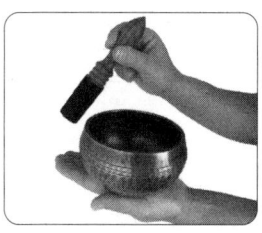

Falsche Haltung   Richtige Haltung

schnell auf: An den Fingern werden Ringe getragen, und Metall auf Metall klingt einfach nicht gut.

> *Tipp:* Werden Sie sensibler für den "guten" Klang Ihrer Schale, und probieren Sie aus, wie die Schale klingt, wenn Sie die Seitenwände berühren. Mit diesem "bewussten Bremsen" erkennen Sie einen gehemmten Klang und können danach gleich den Unterschied erkennen, wenn Sie die Schale in der richtigen Weise anschlagen.

Das Anschlagen der Klangschale auf den Fingerspitzen

Außer auf der flachen Hand können Sie die Klangschalen auch auf den Fingerspitzen halten. So steht noch mehr Schwingungsraum zur Verfügung, und der Klang der Schale kann sich bei dieser Methode sehr gut entfalten. Manchen Menschen ist diese Haltetechnik jedoch zu umständlich oder erscheint ihnen als zu schwierig – und diese Position über

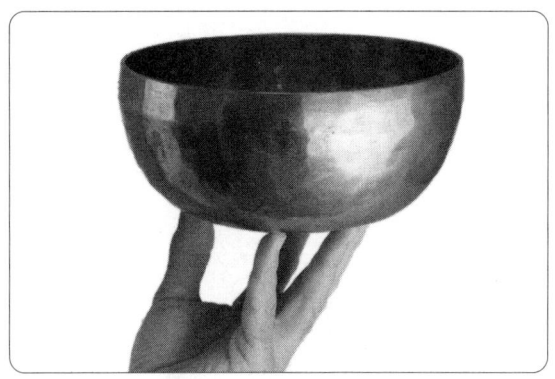

Halten der Klangschale auf den Fingerspitzen

eine längere Zeit zu halten, ist manchmal tatsächlich anstrengend. Probieren Sie es aus, und finden Sie die Halteposition, in der Sie sich entspannen und wohlfühlen können.

Das Anschlagen mit einem Holz- oder Lederschlegel

Die wohl am meisten genutzte Art, eine Schale anzuschlagen, ist die mit dem Holz- oder Lederschlegel. Dazu wird der Schlegel über der Klangschale

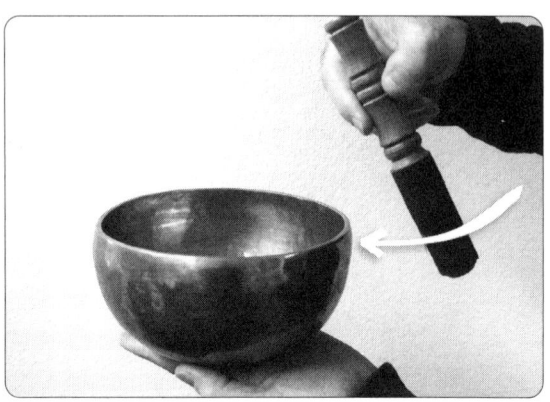

Anschlagen der Klangschale am Rand

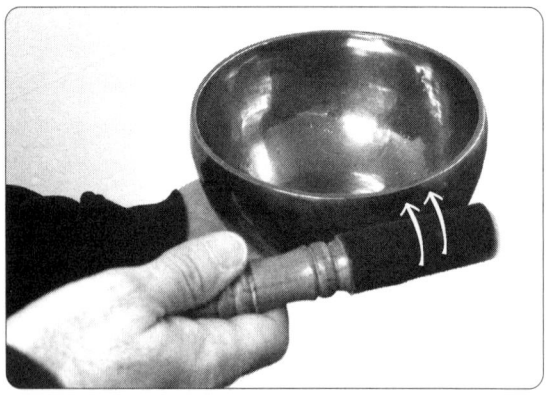

Anschlag von der Seite

gehalten, ungefähr in Höhe des oberen Randes. Von der Seite wird der Rand angeschlagen, um den Klang zu erzeugen. Wichtig ist hierbei, dass der Schlegel locker gehalten wird, sodass durch das Anschlagen ein angenehmer Klang entstehen kann. Ein zu festes Anschlagen erzeugt einen schrillen Klang.

Der Schlegel sollte an der Klangschalenwand nur kurz den Ton erzeugen und dann wieder locker zurückschwingen können. Somit entsteht der gewünschte angenehme und warme Ton.

Eine andere Möglichkeit ist das behutsame Anschlagen der Schale an der Seite.

> *Tipp*: Spielen Sie ein wenig mit der Stärke des Anschlags, und hören Sie sich die Ergebnisse an. Wann klingt es für Sie angenehm? Wann erreichen Sie den Klang, den Sie haben möchten? Wie verändern Haltung und Anschlag sowie Anschlagstärke den Klang?

Das Anschlagen mit einem Filzklöppel

Wie bei dem Holz- oder Lederschlegel ist es wichtig, die Klangschale mit dem Filzklöppel nur leicht anzuschlagen, um einen guten Klang zu erreichen. Besonders wichtig ist dies, wenn die Schale direkt auf dem Körper steht, denn hier gilt es, die Schwingung sanft aufzubauen, damit diese auch als entspannend wahrgenommen werden kann.

Mit dem Filzklöppel werden die Schalen meist außen am oberen Rand angeschlagen. Noch sanfter

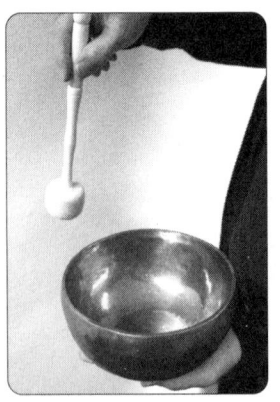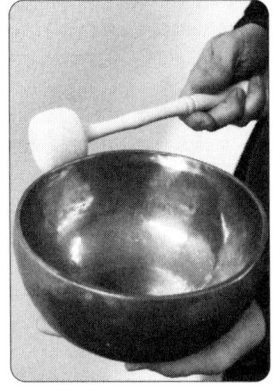

Anschlagen mit dem Filzklöppel

ist es, wenn der Klöppel über der Schale positioniert wird, damit können Sie ihn noch entspannter und lockerer halten, und nach dem Anschlagen kann der Klöppel von selbst wieder zurückschwingen.

Ich hatte bereits erwähnt, dass unterschiedliche Klöppel einen anderen Klang bewirken. Dies trifft auch für die Position des Anschlagens zu. Unterschiedliche Stellen haben andere Klänge. Von daher kann man in seiner Klangschale auch immer wieder neue Klänge finden.

Normalerweise schlägt man Klangschalen wie beschrieben am oberen Rand von der Seite an. Ein spannender Versuch ist es jedoch – besonders bei größeren Schalen –, sie an unterschiedlichen Stellen anzuschlagen: ein wenig tiefer in der Mitte der Seitenwand oder nahe am Boden. Auch mit dem Anschlag von innen oder von leicht schräg oben können Sie experimentieren.

> *Tipp:* Testen Sie das Anschlagen aus verschiedenen Positionen und mit unterschiedlicher Schlagstärke. So ändert sich

der Ton. Jede Klangschale hat an verschiedenen Stellen auch ihren eigenen Klang – erforschen Sie den Klang Ihrer Klangschale. Nach einiger Zeit werden Sie den besten Anschlag sowie die ideale Stelle dafür an Ihrer Klangschale gefunden haben.

• • •

Die Klangschalen zum »Singen« bringen

Empfehlung: mittlere/größere Klangschale mit Holz- oder Lederschlegel

Eigentlich ist es kein Anschlagen einer Klangschale, sondern eher ein "Reiben". Vielleicht haben Sie es auch schon einmal gesehen – aber wie funktioniert das? Es ähnelt dem Reiben eines Weinglases mit feuchten Fingern. Das Glas wird durch die Reibung zum Schwingen gebracht und erzeugt dann einen Ton. Eine Klangschale zum Singen zu bringen, erfordert ein klein wenig mehr Übung, ist aber nicht besonders schwierig.

Voraussetzungen:
Am besten nehmen Sie eine mittlere/größere Klangschale und stellen die Schale auf die flache Hand. Den Schlegel halten Sie in einer für Sie angenehmen Stellung – "wie einen Kugelschreiber" –, damit Sie den Rand der Schale gut aus dem Handgelenk heraus berühren können.

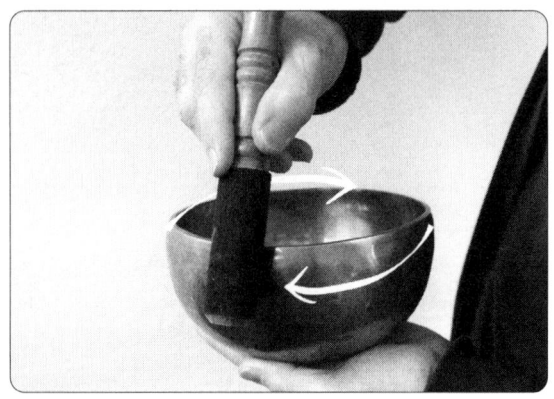

Durch Reiben die Klangschale zum »Singen« bringen

Dann schlagen Sie die Klangschale leicht am oberen Rand an, damit eine leichte Grundschwingung entsteht. Dies erleichtert es am Anfang, später ist das nicht mehr erforderlich.

Gleich nach dem Anschlagen, wenn die Schale noch stärker klingt, nehmen Sie den Schlegel und reiben ihn am oberen äußeren Rand entlang. Die kreisförmigen Bewegungen sollten Sie mit Druck in die Mitte der Schale ausführen. Setzen Sie nicht ab, sondern reiben Sie immer weiter. Es kommt nicht so sehr auf die Geschwindigkeit an, sondern mehr auf den Druck. Diese Reibung zwischen Schlegel und Klangschale lässt einen faszinierenden Klang und eine Schwingung entstehen.

Das Reiben ist insbesondere bei kleineren Schalen viel schwieriger als bei größeren, da kleine Schalen nicht genügend Druck aushalten.

Besonders bei dieser Übung können Sie wieder feststellen, dass jede Klangschale anders ist. Es kann vorkommen, dass sie nur an einer Stelle gerieben werden kann oder dass es mit einem anderen Schlegel besser funktioniert. Doch einmal zum Singen gebracht, entfaltet die Klangschale eine wahre Tonvielfalt und ganz intensive Schwingungen.

Es gibt aber auch Klangschalen, die einfach nicht singen wollen - so zum Beispiel Formen, die einen extrem verstärkten oberen Rand haben, hier kann nur sehr schwierig eine Schwingung entstehen.

> *Tipp:* Schalten Sie Ihren Kopf aus, und versuchen Sie, eine Klangschale singen zu lassen. Vielleicht klappt es besser, wenn Sie sich ablenken lassen, zum Beispiel vor dem Fernseher. Sie werden auf

einmal merken, dass es funktioniert –
und ist der Knoten erst einmal geplatzt,
geht es zügig weiter.

Für Kinder: Diese Übung erfreut besonders Kinder,
wenn sie die Klangschale ungefähr zu einem Drittel
mit Wasser füllen. Richtig mit Druck gerieben
kommt das Wasser nach einiger Zeit zum "Kochen"
und sprudelt!

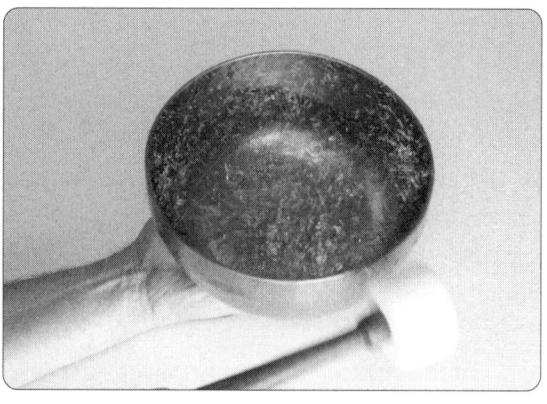

Das Wasser sprudelt

Teil 2:

Klänge für alle Sinne:
Praktische
Einsatzmöglichkeiten
der Klangschalen
mit Übungen

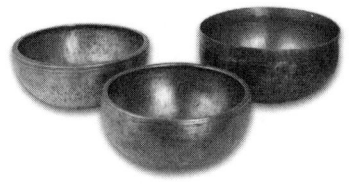

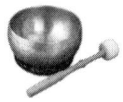

Den Klang hören

Das Hören bildet eine der Grundlagen der Kommunikation. Daher haben die Klänge sehr oft eine unbewusste Bedeutung für und Wirkung auf uns.

• • •

Den Klang hören –
das herausfordernde Signal

Die Nutzung als Signal ist eines der Einsatzgebiete der Klangschalen. Hierzu werden oft gegossene Klangschalen in Verbindung mit einem Holzschlegel genutzt, um einen höheren, helleren Klang zu erzeugen. Die kleine Klangschale klingt damit sehr klar und weithin hörbar – auch in größeren Räumen.

Der helle, durchdringende Klang wird gerne genutzt, um die Aufmerksamkeit zu fördern. Auf der einen Seite dezent – da es ja sprachlos geschieht –, aber auf der anderen Seite auch klar, herausfordernd.

Würde man anstelle der kleinen Klangschalen mit dem hellen Klang eine getriebene Klangschale mit einem angenehmen, tiefen Klang nutzen, würden die Personen sich wohl ungestört weiter unterhalten. Denn ein angenehmer Klang hat nicht diesen klaren Aufforderungscharakter, er fordert keine Aufmerksamkeit, und die Pausengespräche würden weitergehen.

Bei dieser Anwendung kommt es auch nicht so sehr auf das leichte, angenehme Anschlagen der Klangschale an, denn ein "leichter Misston" ist ebenfalls als Mittel zum Zweck – als Signal – zu verstehen.

Daneben sind die kleinen Klangschalen auch leicht zu transportieren. Deswegen haben die Schalen mit Signalwirkung heute bereits in viele Kindergärten, Schulen, aber auch in Gruppen und Besprechungen Einzug gehalten.

Tipp: Falls Sie eine gegossene Klangschale zur Verfügung haben, testen Sie die Wirkung. Schlagen Sie sie entspannt an. Wie klingt sie? Nun schlagen Sie sie immer kräftiger an - wie stark können Sie sie anschlagen, bis der Klang wirklich unangenehm wird? Wäre dieser unangenehme Ton trotzdem noch geeignet, um eine Pause zu beenden?

• • •

Den Klang hören –
die angenehme Schwelle

Klangschalen sind heute aus Yoga- und anderen Kursen nicht mehr wegzudenken - mit dem Klang beginnt eine Übung, und mit dem Klang endet sie.

Im Gegensatz zum Signalklang, für den die kleinen gegossenen Klangschalen verwendet werden, wird bei entspannenden Yogakursen meist die angenehmere traditionelle Klangschale benutzt. Gerade bei größeren Schalen ist dann der Klang wärmer, gefälliger und fordert nicht so sehr heraus, sondern entspannt eher. Somit lässt sich die "Schwelle" gut überschreiten, da die Teilnehmer auf dieses Signal warten, um die Übung zu beginnen oder zu beenden.

Schwellenklänge gibt es schon lange – auch in unserer Kultur. Der wohl bedeutendste war früher das Läuten der Kirchenglocken, die unter anderem zum Mittagessen riefen. Mit dem Klang "gehen wir über eine Schwelle" – wir beenden etwas (zum Beispiel die Arbeit) und beginnen bewusst etwas Neues (zum Beispiel das Essen). So nutzen wir heute gerne den angenehmen Klang für den Beginn von Übungen und zum Beenden. Er schafft Klarheit und hilft uns manchmal, bei einer schwierigen Übung die Schwelle mit einem kleinen, unscheinbaren Ritual zu überschreiten.

In einigen buddhistischen Schulen ist der Schwellenklang heute leicht abgewandelt zu finden. Hier wird er genutzt, um einer kurzen Zeitspanne (zum Beispiel fünf Minuten) mit Achtsamkeit zu begegnen. Die Schüler unterbrechen für diesen einen

Moment dann den Alltag und halten kurz inne. Beginnend mit dem Klang – endend mit dem Klang.

● ● ●

Meditationen und Klang – vom Schwellenklang zur Klangreise

Als Grundlage für Meditationen werden meist mittlere bis größere traditionelle Klangschalen genutzt, da diese tiefere, entspannendere Töne haben. Dabei werden die Klänge als "Transportmittel" genutzt, das heißt nach dem Einstieg folgen wir dem Klang und seiner Entwicklung und gelangen mit ihm auf eine tiefere, entspannendere Ebene. Wenn sich der Klang nach dem Anschlagen immer mehr zurückzieht und leiser wird, kann die tiefe Entspannung noch leichter erreicht werden.

> *Tipp:* Schlagen Sie Ihre Klangschale einmal locker an, um die Schwelle vom Alltag zur Entspannung zu überschreiten, und lauschen Sie bewusst eine Zeit lang der Entwicklung des Klangs, bis er nicht

mehr hörbar ist. Wiederholen Sie das an einigen Tagen, und achten Sie darauf, wie es Ihnen damit geht. Versuchen Sie auch bewusst die umgekehrte Vorgehensweise: Schlagen Sie die Klangschale am Ende der Meditation an, um aktiv wieder im Hier und Jetzt anzukommen. Wie fühlt sich das an?

Interessant ist auch, dass der Klang bei feinem, genauem Hinhören viele Nuancen preisgibt – erst mit einem gewissen Maß an Achtsamkeit können Sie subtile Klangfarben wahrnehmen, die Ihnen Ihre derzeitige Position dezent aufzeigen. Vielleicht zeigen sie Ihnen aber auch einen neuen Weg, den Sie bislang noch nicht gesehen haben?

Neben dem Schwellenklang werden Klangreisen immer populärer. In angenehmer Umgebung sitzen oder liegen die Teilnehmer bequem und lauschen den Klängen von mehreren Klangschalen. Einzeln angeschlagen und sanft ausklingend bieten sie Raum für tiefe Erfahrungen. Das Wechselspiel der unterschiedlichsten Klangkombinationen ist sehr beruhigend und entspannend. Oft schlafen einzelne Teilnehmer sogar ein.

Aber eine Klangreise ist natürlich nicht nur etwas für Lehrer und Teilnehmer – sehr entspannend finden es manche Menschen auch, diese Erfahrung allein zu erleben. Zur eigenen Beruhigung, zur eigenen Entspannung und um das eigene Wohlbefinden zu fördern.

Es gibt keine feste Regel, welche Klangschalen benutzt werden. Oft sind sie besonders zusammengestellt und klanglich aufeinander abgestimmt – manchmal sind es jedoch auch Schalen, deren Töne scheinbar nicht zusammenpassen. Die Zusammenstellung sollte so sein, dass der Leiter sich mit den Tönen wohlfühlt. Unterschiedliche Schlegel und Klöppel erweitern die Möglichkeiten und die Tonvielfalt noch zusätzlich.

Oft werden die traditionell gehämmerten Klangschalen mit ihren tiefen Klängen und die gegossenen Klangschalen mit ihren hellen Klängen kombiniert. Vorteilhaft ist es, wenn die Klangschalen ein gutes Klangvolumen im Raum entwickeln können, das heißt, wenn sie groß genug sind, damit der Klang auch im gesamten Raum empfunden werden kann. Im Bereich der gegossenen Klangschalen gibt es dafür besondere Schalen mit dickerer Wandstärke, die einen besseren Raumklang haben und länger klingen.

Die Klangschalen werden einzeln angeschlagen und sollten lange ausklingen können. Wichtig ist es für den Leiter zu lernen, mit der Spannung umzugehen – sich genügend Zeit zwischen dem Anschlagen der

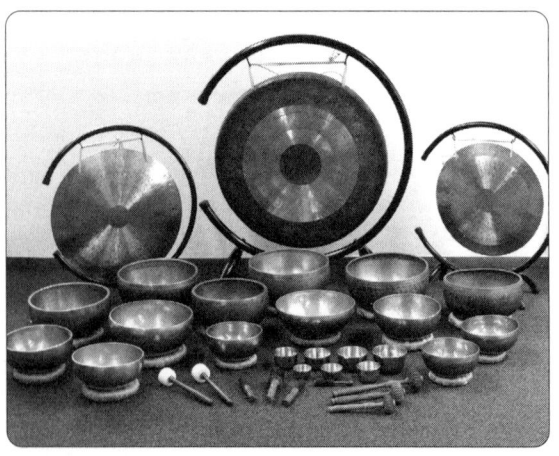

Verschiedene Klangschalen für eine Klangreise

einzelnen Schalen zu lassen und diese ausklingen zu lassen. Denn die Teilnehmer sind entspannt und ruhig und empfinden Pausen zwischen den Anschlägen als sehr angenehm. Für den Leiter gilt daher der Grundsatz: Weniger ist mehr. Er sollte mehr zeitliche Zwischenräume einbauen, nicht zu viele Klangschalen direkt hintereinander anschlagen - Freiräume für Stille zulassen. Beachtet werden sollte hier auf jeden Fall, dass die Klangschalen nicht zu fest angeschlagen werden, wodurch sie schnell "schrill" klingen und ihre entspannende Wirkung verlieren.

Kombiniert werden können die Klangreisen auch hervorragend mit den Klängen von Zimbeln, Gongs, Regenmachern oder anderen Instrumenten. Es gibt hier keine Grenzen. Eine richtig durchgeführte Klangreise ist sowohl für den Leiter als auch für die Teilnehmer eine wunderbar entspannende Erfahrung.

> *Tipp:* Falls Sie bereits einige Klangschalen besitzen, probieren Sie Folgendes aus: Stellen Sie sich die Klangschale in Reichweite zurecht, und sitzen Sie entspannt. Schlagen Sie eine Klangschale locker und sanft an und warten Sie, bis der Klang fast

zum Ende kommt. Schlagen Sie dann die nächste Klangschale an – und wieder warten Sie, bis der Ton fast nicht mehr hörbar ist – und immer so weiter. Variieren Sie damit, dass Sie zum Beispiel eine Klangschale anschlagen, ein wenig warten und dann diese Klangschale erneut anschlagen. Variieren Sie mit tiefen und hohen Tönen als Klangfolge. Achten Sie auf Ihren Atem und ein entspanntes Sitzen, und planen Sie ausreichend Zeit ein, damit die Klangschalen ausklingen können.

Es gibt keine unharmonischen Klangkombinationen. Probieren Sie es aus: Schlagen Sie die scheinbar "nicht harmonische" Klangschale kurz nacheinander zwei Mal an – und lassen Sie dann ein wenig Raum, bevor Sie die nächste Klangschale anschlagen. Sie werden nach kurzer Zeit erleben, dass daraus eine Harmonie erwachsen kann. Durch die Variation der Abstände und der Stärke des Anschlagens lassen sich besondere Effekte erzielen, die zu einer neuen Harmonie führen können. Wenn Sie diese Art und Weise des Spielens ein wenig geübt haben, können Sie selbst mit fremden Klangschalen schnell eine gute Entspannung erreichen. Experimentieren Sie mit Wiederholungen und Klangzeiten. Wann ist es entspannend – und wann wird es aktivierend?

● ● ●

Aus den Klangreisen erwachsen Phantasiereisen und Imaginationen

Ich habe Ihnen im vorangegangenen Teil die Klangreisen erklärt. Eine dem sehr nahestehende Art der Entspannung sind Phantasiereisen oder Imaginationen. Die entspannenden Klänge werden dabei mit Worten, Sätzen und Phantasietexten unterlegt – die Klänge bekommen so eine eigene Bedeutung, und die Worte erhalten mit den Klängen eine besondere Wirkung. Worte und Klänge wechseln sich ab, ergänzen und unterstreichen sich. Dazwischen ist immer viel Raum, um eigene innere Bilder entstehen zu lassen.

Neurowissenschaftler haben die Effektivität von Imaginationen bestätigt. Durch bewusste Imaginationen können wir unser Gehirn und die dort entstehenden Bilder steuern. Die Kombination von Entspannung und sprachlicher Ausgestaltung wird dafür sehr gerne genutzt.

Oft führen uns Phantasiereisen an einen imaginären Ort, an dem wir ein bekanntes oder unbekanntes Hindernis analysieren oder etwas über unsere Fähigkeiten herausfinden können; wir lernen dort unter Umständen auch, mit einer Herausforderung umzugehen. Unbewusste Anteile können wir so einfacher erleben und annehmen, neue Handlungsmöglichkeiten besser erkennen und integrieren.

Für die Durchführung dieser Reisen sind neben den Klangschalen auch besondere Texte erforderlich. Hier gibt es bereits vorgefertigte Texte zu kaufen, die dann durch das Anschlagen von Klangschalen unterlegt werden. Text und Klang wechseln sich ab oder ergänzen und unterstützen sich. Textliche Besonderheiten oder Zäsuren können durch andersartige Klänge hervorgehoben werden. Dadurch wird die innere Wirkung unterstützt und der Raum für innere Bilder geschaffen.

• • •

Vom Hören und Singen

Die Wahrnehmung der Klänge im Mund- und Rachenraum unterscheidet sich von dem "normalen" Hören. Der Klang kann über den Mund variiert und gestaltet werden – dies wird ein spannendes Erlebnis für Sie sein.

Einzelübung: Den Klang singen

Empfehlung: mittlere Klangschale mit Holz-/Lederschlegel

Dies ist eine Übung, die Sie vielleicht schon einmal gesehen haben. Doch wie funktioniert sie? Nehmen Sie die Klangschale, und schlagen Sie sie auf der flachen Hand nicht zu sanft an. Dann führen Sie die Klangschale sehr nahe an den Mund heran.

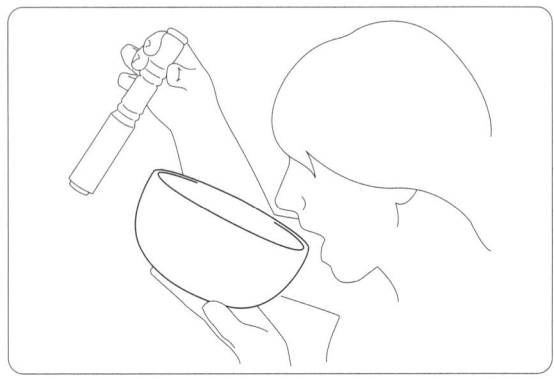

Den Klang singen

Geben Sie den Klängen im Mund einen Hohlraum, das heißt, öffnen Sie den Mund so weit, dass der Klang in den Mund hinein und darin schwingen kann. Die Lippen können auch ein wenig über den Rand ragen, ohne ihn allerdings zu berühren.

Versuchen Sie, die Mundposition zu verändern, das heißt, den Mund weniger oder mehr zu öffnen oder zu schließen wie bei einem A oder O, und hören Sie dann dem Klang der Klangschale zu. Können Sie den "eigenen" Klang hören? Sie können auch mit dem Atem arbeiten, um zum Beispiel den Klang mit der Luft einzusaugen.

68

Falls es nicht sofort klappt, experimentieren Sie ein wenig weiter, bis Sie die richtige Mund-Klangschalen-Stellung gefunden haben.

Probieren Sie auch folgende Variationen:

- Veränderung des Mundes: Welchen Ton kann ich erzeugen?

- Veränderung des Mundinnenraumes: Weiter oder enger – wie verändert sich der Ton?

- Wo spüre ich den Ton oder die Resonanz?

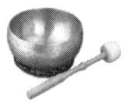

Die Klänge spüren

Beeindruckend ist für viele bei einem ersten Kontakt immer wieder, die Schwingungen der Klangschalen zu spüren. Was passiert dabei? Was spüre ich? Die Gedanken werden gefesselt von den Körperempfindungen.

Durch das Anschlagen kommt die Klangschale in Schwingung. Diese Vibration überträgt sich dann auf die Hand, die die Schale hält, oder auch auf die nähere Umgebung. Wir können dann diese Schwingungen spüren, denn sie wirken auch auf unseren Körper, das heißt, die Schwingungen werden durch unsere Körperflüssigkeit – zum Beispiel das Blut in den Arterien – aufgenommen und weitergeleitet.

Wenn es um das Spüren der Klangschalen geht, ist es gut, eine größere Klangschale zu benutzen; bei den folgenden Ausführungen gehen wir daher davon aus, dass es sich um eine größere Klangschale handelt. Der Grund ist, dass bei sehr kleinen Klangschalen die angeschlagene Schale nicht genug Resonanz entwickeln kann, sodass wir die Schwingung wirklich spüren können. Testen Sie daher beim Kauf, ob Sie die Schwingung der Klangschale auch gut spüren.

Es ist leider nicht möglich, den Begriff "größer" exakt zu formulieren, da die Schwingungseigenschaft jeder Schale unterschiedlich ist, und manchmal haben auch größere Klangschalen sehr schlechte Schwingungseigenschaften. Im direkten Vergleich zwischen einigen Schalen wird das allerdings sehr deutlich, und es dürfte Ihnen leichtfallen, die passende Klangschale für sich zu finden.

• • •

Zuerst spürt die Hand

Wie bereits in einem der vorigen Kapitel dargestellt, besteht eine Möglichkeit darin, die Klangschale auf der Hand anzuschlagen. Dies ist wohl die gebräuchlichste Art, eine Klangschale zu verwenden – neben der Nutzung als Signal, zum Beispiel bei Meditationen.

Das Anschlagen auf der Hand ist an sich etwas Einfaches. Probieren Sie es jedoch einmal bewusst und in Ruhe aus. Idealerweise schlagen Sie die Schale mit einem Filzklöppel an, denn damit klingt sie weicher und sanfter als bei dem Anschlagen mit einem Holz-/Lederklöppel. Die Vibration ist noch besser zu spüren.

Einzelübung: Mit der Hand spüren

Empfehlung: mittlere/größere Klangschale mit Filzklöppel

- Sind Sie an einem Ort alleine, an dem Sie für einige Augenblicke ungestört sein können?

- Wie viel Zeit haben Sie für diese Übung zur Verfügung? Fünf Minuten reichen vollkommen aus.

- Stellen Sie die Klangschale auf die flache Hand.

- Achten Sie als Erstes darauf, dass der Arm, der die Klangschale hält, entspannt ist, das heißt, dass er nicht verkrampft und mit hohem Kraftaufwand in einer bestimmten Höhe gehalten wird.

- Jetzt nehmen Sie zwei bis drei tiefere Atemzüge - innerlich loslassen - und entspannen.

- Dann die Klangschale anschlagen.

- Jetzt spüren Sie ganz bewusst die Vibrationen auf der Hand. Wo können Sie die Schwingungen spüren? Im Arm? Auch im Brustraum oder im Bauch?

- Vergessen Sie in der Zwischenzeit nicht zu atmen - locker, entspannt.

- Wie lange hält die Vibration dieses einen Schlages an?

- Was passiert, wenn sich die Vibration zurückzieht - wie fühlt sich das an? Wie fühlt sich der Arm an, die Hand?

- Achten Sie auf Ihre Atmung!

- Wie fühlen sich die eben noch schwingenden Stellen an, wenn keine Schwingung mehr vorhanden ist?

- Wie fühlen SIE sich – innerlich? Was ist anders im Vergleich zu vorher?

Sie können die Übung gerne wiederholen und auch die Zeit verlängern. Achten Sie darauf, was sich verändert. Wie ist das Gefühl jetzt?

Wenn Sie möchten, können Sie die Übung nun auch auf der anderen Hand durchführen, denn dort gilt es, neue Erfahrungen zu machen. Wie unterscheiden sich die Hände und das Gefühl auf der jeweiligen Hand?

Diese scheinbar ganz einfache Übung, die Klangschale auf der Hand anzuschlagen, kann viel verändern. Im Gegensatz zum einfachen Anschlagen haben Sie das Anschlagen jetzt "bewusst" durchgeführt und sich auch Raum und Zeit gelassen, um zu ergründen, wo Sie was spüren und wie Ihre Empfindungen dazu sind.

Wenn wir eine Übung konzentriert durchführen, können wir durch die Konzentration auf die Durchführung vergessen, bewusst zu atmen. Von daher gilt es, immer wieder einmal bei sich selbst nachzuschauen, wie Sie atmen - ist der Atem ins Stocken geraten? -, um dann wieder bewusst und entspannt zu atmen.

• • •

Spüren in Körpernähe

Einzelübungen

Vorbereitung: Das Halten der Klangschale
Als Vorbereitung für die nächste Übung sollten Sie das Halten der Klangschale ein wenig geübt haben. Es geht darum, eine gewisse Sicherheit zu haben, um die auf der flachen Hand stehende Klangschale bewegen zu können. Sie erinnern sich: Daumen und Finger sollten die Klangschale nicht festhalten, denn das würde die Schwingung reduzieren.

Bewegen Sie die Hand mit der Klangschale – halten Sie die Hand auch einmal ein wenig schräg und dann wieder gerade. Wie schräg können Sie die Hand mit der Klangschale halten? Versuchen Sie einfach, verschiedene Bewegungen mit der Hand durchzuführen. Mit dem Filzklöppel in der anderen Hand können Sie später die Schale anschlagen.

Sie müssen die Klangschale für diese vorbereitende Übung jedoch nicht anschlagen, es geht zunächst rein darum zu üben, die Schale stabil auf der flachen Hand zu halten – und achten Sie immer wieder auf Ihre Finger und den Daumen!

Das Anschlagen in Körpernähe

Noch ein wichtiger Hinweis zum Anschlagen: Im Körperumfeld kann der Anschlag mit dem Filzklöppel ruhig ein wenig fester sein. Die Schale kann ein wenig kräftiger schwingen, damit man die Schwingung etwas entfernt vom Körper auch spürt. Testen Sie im Vorfeld, wie kräftig Sie die Klangschale an der Seite anschlagen können, ohne dass sich der Klang unangenehm anhört.

Das Anschlagen sollte jedoch nicht direkt in Körpernähe erfolgen, da die Schwingungen sonst zu massiv auf den Körper treffen. Schlagen Sie die Klangschale stattdessen ruhig mit einem Abstand von etwa 30 Zentimetern vom Körper an, und kommen Sie dann erst näher an den Körper heran.

Vorbereitungsübung

Empfehlung: mittlere/größere Klangschale mit Filzklöppel

Sind Sie an einem ruhigen Ort, und haben Sie ausreichend Zeit, um diese Übung entspannt durchführen zu können?

Zwei bis drei bewusste tiefe Atemzüge helfen Ihnen, sich noch besser zu entspannen.

Stellen Sie sich bequem und in aufrechter Haltung mit der Klangschale hin.

Halten Sie die Schale auf der flachen Hand.

Schlagen Sie die Klangschale mit dem Filzklöppel an.

Führen Sie die Klangschale nahe an den Bauch heran, ohne ihn zu berühren.

Spüren Sie die Schwingung der Klangschale am Bauch?

Wie fühlt es sich an?

Spielen Sie mit Nähe und Distanz vor dem Bauch, gehen Sie mit der Schale einige Zentimeter weiter vom Körper weg, und testen Sie: Wie weit können Sie gehen, um sie trotzdem noch zu spüren?

Das alles kann ohne erneutes Anschlagen der Klangschale erfolgen. Erst wenn die Vibration nicht mehr zu spüren ist, schlagen Sie die Klangschale erneut an.

- Was spürten Sie, als Sie die Klangschale vor Ihren Bauch gehalten haben?

- Wie weit konnten Sie die Klangschale entfernen, um sie trotzdem noch zu spüren?

- Wie ist das Gefühl jetzt? Wie fühlen Sie sich jetzt?

Nach den Vorbereitungen haben Sie nun wichtige Details kennengelernt, um die komplette Übung durchzuführen.

Einzelübung: Schwingungen am Bauch-/Brustbereich spüren

Empfehlung: mittlere/größere Klangschale mit Filzklöppel

Stellen Sie sich bequem und in aufrechter Haltung mit der Klangschale hin.

Zuerst führen Sie wieder die bekannte Vorbereitung mit einigen Atemzügen durch.

Jetzt schlagen Sie die Klangschale mit einem Abstand von etwa 30 Zentimetern vor dem Körper an.

Führen Sie die Klangschale näher an den Bauch, sodass Sie die Schwingung gut spüren können, ohne jedoch den Körper zu berühren.

Gehen Sie mit der schwingenden Schale höher in den Brustbereich.

Dann weiter vor den Kehlkopf-/Halsbereich. Ist Ihnen das zu nahe – zu intensiv – oder ist es gut?

Achten Sie auf den erforderlichen Abstand zum Körper, damit es sich nicht bedrohlich anfühlt.

Wenn die Klangschale noch schwingt, führen Sie sie über den Brustbereich wieder zurück zum Bauch. Falls die Schwingung zu schwach ist, bitte wieder mit Abstand anschlagen, die Schale langsam wieder in Körpernähe führen und die Übung beenden.

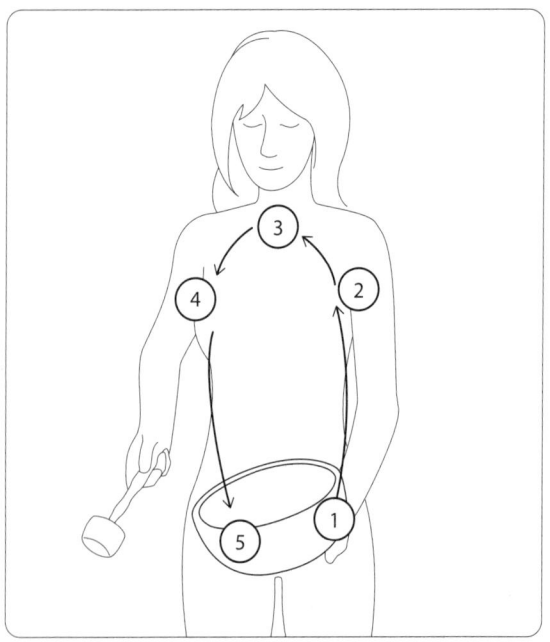

Ablauf im Bauch-/Brustbereich

Wichtige Hinweise für den Hals-/Kopfbereich:

Wenn Sie sich mit den Schwingungen der Klang-schale dem Halsbereich nähern, taucht manchmal ein bedrohliches Gefühl auf. Achten Sie daher be-sonders darauf, welcher Abstand vom Körper für Sie angenehm ist.

Im Kopfbereich ist weiterhin zu beachten, dass das Gehirn in sehr viel Flüssigkeit gelagert ist. Daher werden Schwingungen der Klangschale hier sehr in-tensiv wahrgenommen. Der Kopf ist ein äußerst sensibler Bereich und sollte vorsichtig behandelt werden. Ich warne daher davor, Klangschalen zu nahe an den Kopf zu bringen, meist ist das Gefühl bedrohlich, und der Klang wird sehr intensiv wahr-genommen.

Falls Sie dennoch einmal gesehen haben, dass Klang-schalen-Therapeuten in Kopfnähe gearbeitet haben, bedenken Sie, dass einige Therapeuten sehr viel Er-fahrung und ein umfangreiches Wissen über die Wirkung haben und somit auch verantwortungsvoll mit den Schalen umgehen können. Für Anfänger ist davon jedoch grundsätzlich abzuraten!

Einzelübung: Schwingungen am Oberkörper und an den Armen spüren

Empfehlung: mittlere/größere Klangschale mit Filzklöppel

Starten Sie die Übung wieder im Bauchbereich, indem Sie die Schale anschlagen.

Führen Sie die Klangschale langsam über den Brustbereich zur Schulter.

Dann wandern Sie den Arm entlang bis zur Hand.

Wechseln Sie die Hand, auf der Sie die Klangschale halten, und schlagen Sie sie erneut an.

Führen Sie sie vom Bauch aus langsam über den Brustbereich zur anderen Schulter und dann über den Arm zur Hand.

Und schließlich führen Sie die Schale wieder zurück zum Bauch.

Wechseln Sie wieder die Hand, stellen Sie die Klangschale auf die Hand, auf der Sie sie zuerst gehalten haben, und schlagen Sie die Schale nochmals an.

Führen Sie sie in Bauchnähe und weiter zum Unterbauch. Spüren Sie die Schwingung im Unterbauch!

Beenden Sie die Übung mit einigen bewussten Atemzügen.

Wie fühlt sich Ihr Körper an? Wie fühlen Sie sich? Was hat sich verändert?

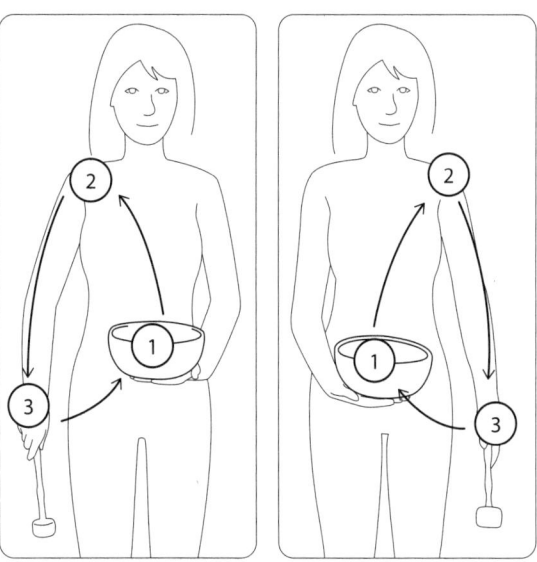

Ablauf Oberkörper und Arme

Einzelübung: Die Klangschale am gesamten Körper spüren

Empfehlung: mittlere/größere Klangschale mit Filzklöppel

Sie können das Spüren in Körpernähe jetzt auf weitere Körperbereiche ausdehnen. Achten Sie auf die Veränderungen und darauf, wo Sie die Schwingungen spüren.

Am einfachsten führen Sie diese Übung wieder aus, wenn Sie bequem stehen.

Schlagen Sie die Klangschale in etwa 30 Zentimetern Entfernung vom Körper an, und führen Sie die Schale näher an den Bauch, sodass Sie die Schwingung gut spüren können.

Führen Sie sie jetzt am Körper und dem Bein entlang bis zum Fuß.

Wechseln Sie zum anderen Fuß.

Gehen Sie über das Bein und den Bauch nach oben bis zum Schultergelenk.

Führen Sie die flache Hand mit der Schale jetzt über den Brustbereich zurück zum Ausgangspunkt, bis die Schale wieder vor dem Bauch ist.

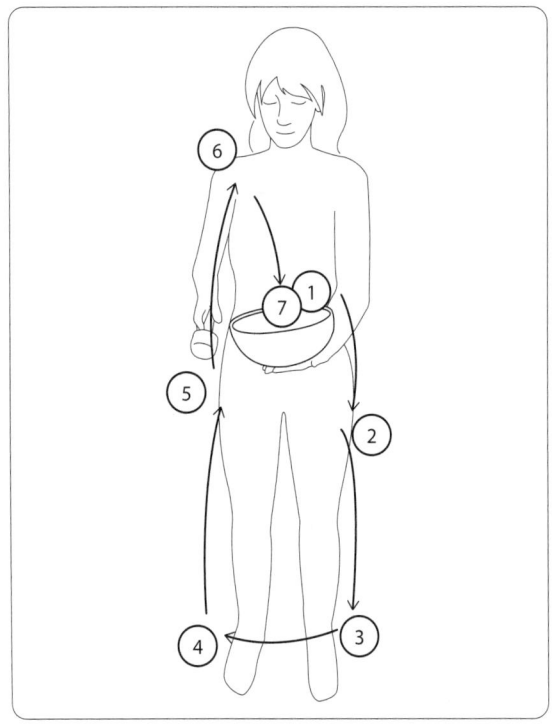

Ablauf gesamter Körper

Sollte die Klangschale während dieser Übung an Schwingung verlieren, sodass Sie sie nicht mehr spüren, schlagen Sie sie erneut in etwa 30 Zentimetern Entfernung vom Körper an und führen Sie sie dann an den Körper zurück.

Variationen

Empfehlung: mittlere Klangschale mit Filzklöppel

Sie kennen jetzt die Grundlagen und Möglichkeiten, um in Körpernähe zu arbeiten. Sie können diese Übungen individuell ausbauen, indem Sie die Beine und Füße oder auch den Rücken mit einbeziehen.

Sie können aber auch nur einen Teil, zum Beispiel den Bauch-/Brustbereich, im Sitzen behandeln. Oder Sie gehen mit der Klangschale entspannt-meditativ im Raum umher, schlagen sie immer wieder leicht an und bewegen sie vor dem Körper am Bauch-/Brustraum entspannt auf und ab.

Sie werden bemerken, dass die angenehmen Klänge Sie gefangen nehmen und Ihnen eine tiefe Entspannung und Erholung bringen. Nach einigen Übungen werden Sie selbst herausfinden, wo und wie Ihnen die Schwingungen wirklich gutgetan und neue Kraft gespendet haben!

Variieren Sie diese Übung so, dass es Ihnen damit gut geht!

Partnerübungen

Spannend sind die bisher beschriebenen Übungen auch, wenn Sie sie mit einem Partner durchführen. Dies gibt Ihnen die Möglichkeit, dass ein Partner den aktiven Teil mit der Klangschale übernimmt und der andere sich auf die entspannenden Erfahrungen einlassen kann.

Partnerübung:
Die Klangschale im Stehen spüren

Die Vielfalt der Schwingungen einer angeschlagenen Klangschale lässt sich im Stehen hervorragend wahrnehmen, wenn die Schale knapp vor den Körper gehalten wird.

Die folgenden Übungen können überall schnell und einfach durchgeführt werden.

Vorbereitungsübung: Richtiges Anschlagen

Empfehlung: mittlere Klangschale mit Filzklöppel

Wie bereits erwähnt ist es wichtig, die Klangschale nicht direkt am Körper des Partners anzuschlagen. Ideal wäre es, wenn Sie diese Vorbereitungsübung gegenseitig durchführen, damit Sie selbst die Unterschiede spüren und in Zukunft auch entsprechend achtsam handeln können.

Optimal ist es, wenn Sie diese Übung im Stehen im Rückenbereich durchführen, da der Partner sich hier ganz auf die Wahrnehmung konzentrieren kann. Der Partner steht aufrecht, entspannt und mit locker hängenden Armen. Schlagen Sie die Klangschale etwa 30 bis 40 Zentimeter vom Körper entfernt an, und nähern Sie sich langsam dem Körper des Partners, ohne ihn direkt zu berühren. Am einfachsten ist es, diese Übung zuerst am Rücken durchzuführen, später kommen dann andere Körperbereiche dazu. Das Anschlagen sollte nicht wie ein "Schlag", sondern wie eine sanfte Berührung wahrgenommen werden.

Unterscheiden Sie, ob Sie im Bein- oder Fußbereich anschlagen oder am Oberkörper. An den Beinen/ Füßen können Sie stärker anschlagen; je weiter Sie in Richtung Kopf gelangen, desto zarter und sanfter sollten Sie die Schale anschlagen. Die direkt auf den Körper einwirkenden Schallwellen sollten immer angepasst und angenehm sein. Probieren Sie einige Variationen aus, damit Sie die Unterschiede spüren. Es ist eine sehr wichtige Erfahrung, um die eigene Sensibilität zu stärken und um zu erfahren, wie kräftig Sie die Schale bei einer Partnerübung anschlagen sollten.

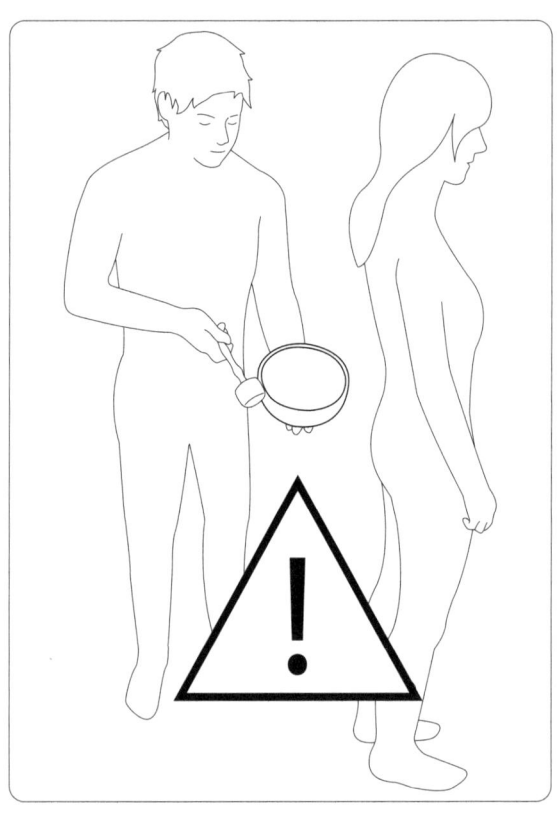

Direktes Anschlagen am Körper ist zu nahe

Partnerübung:
Klangschale in Körpernähe spüren

Empfehlung: mittlere Klangschale mit Filzklöppel

Ideal ist es, die Behandlung am Rücken zu beginnen, da diese Seite nicht so sensibel ist wie die Körpervorderseite mit dem Brustbereich. Zusätzlich kann sich der Partner mehr auf die Empfindung einlassen, da er weniger abgelenkt wird. An den Beinen, der Wirbelsäule, den Schultern und Armen können wir eine achtsame, sensible Behandlung sehr gut wahrnehmen und spüren.

Die zu behandelnde Person steht entspannt und gerade, die Arme hängen locker herab, die Augen sind - wenn möglich - ruhig auf einen Punkt gerichtet oder geschlossen.

Erzählen Sie beim ersten Mal, was Sie jetzt tun werden (dies löst die Anspannung, die aus "Angst" vor dem Unbekannten auftreten kann).

Die behandelnde Person nimmt die Klangschale, schlägt Sie ein wenig entfernt vom Körper ihres

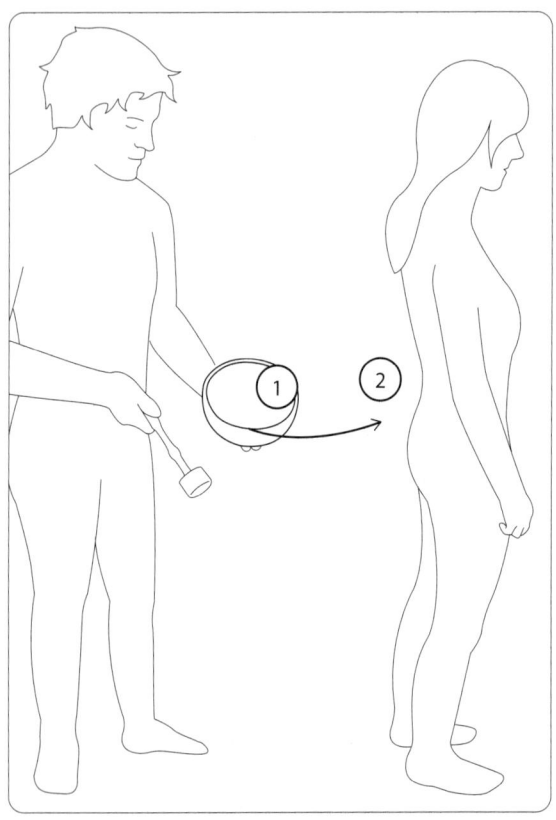

Anschlagen neben dem Körper und Heranführen an den Körper –
in Nähe der Füße/Beine stärker anschlagen, in Kopfnähe sehr
sanft anschlagen

Partners an und nähert sich langsam dem Rücken, berührt ihn aber nicht!

Streichen Sie mit der schwingenden Klangschale nahe der Wirbelsäule langsam vom Becken bis zur Höhe der Schultern. Dies baut auf, gibt Kraft und schenkt Vertrauen für Neues.

Schlagen Sie die Schale erneut in einiger Entfernung vom Körper an, und führen Sie sie dann näher an den Körper heran. Streichen Sie die Wirbelsäule wieder locker von den Schultern zum Becken hinunter – somit kann "Altes gehen".

Erweiterung der Übung

So können Sie den ganzen Körper behandeln, indem Sie am Rücken anfangen, die Schale dann bis zu den Schultern hochziehen, die Arme entlangfahren, die Beine bis zu den Füßen entlangwandern und schließlich wieder zurück zum Ausgangspunkt, dem Beckenbereich, kommen.

Besonders wirkungsvoll ist es, die Wirbelsäule vom Becken her nach oben zu gehen, um die Energie aufzubauen.

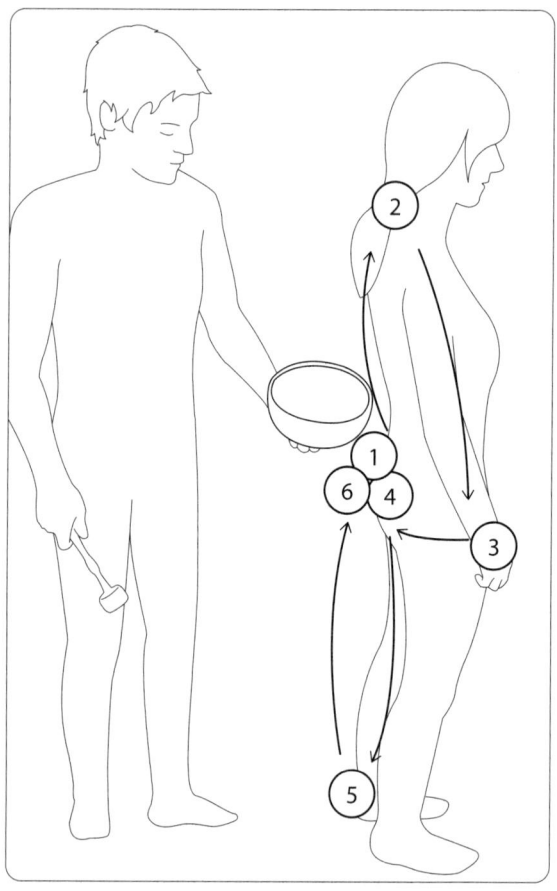

Behandlung der Körperrückseite

Als weitere Alternative ist die Behandlung der Körpervorderseite – mit achtsamem Abstand – möglich, um die Behandlung abzurunden. Beachten Sie wieder, dass die Schallwellen am Hals eng oder bedrohlich wirken können und der Kopf von der Behandlung ausgeschlossen werden sollte.

Partnerübung: Klangschale an den Füßen

Empfehlung: mittlere/größere Klangschale mit Filzklöppel

Manchmal fühlt man sich zerrissen und überfordert vom Alltag. Hier kann zusätzlich zu der vorherigen Übung die folgende Behandlung helfen, um wieder zu entspannen. Durch das Spüren der Füße und die Verbindung zum Boden findet in dieser Übung darüber hinaus eine gute Erdung statt.

Der Partner legt sich auf eine ihm angenehme Unterlage. Sie stellen eine größere Klangschale vor die Füße Ihres Partners. Die Klangschale sollte so nahe wie möglich vor beiden Fußsohlen stehen, diese jedoch nicht berühren.

Schlagen Sie die Schalen mehrfach an, und lassen Sie sie gut ausklingen. Der Anschlag sollte am Anfang sanft sein, dann stärker werden und wieder sanfter enden – so wie eine Welle. Diese Welle können Sie zwei bis vier Mal über den Körper des Klienten rollen lassen, wobei Sie jeweils kurze Pausen einflechten, wenn Sie das Gefühl haben, dass diese Ihrem Partner guttun. Lassen Sie Ihren Partner dann noch ein wenig nachruhen.

Partnerübung: Im Liegen spüren – umgeben von Klangschalen

Empfehlung: eine bis vier mittlere/größere Klangschalen mit Filzklöppel

Mit dieser Partnerübung können Sie den Behandelten in eine tiefe Entspannung begleiten. Getragen von den ihn umgebenden Klängen einer oder mehrerer Klangschalen kann er hervorragend entspannen.

Das vorbereitende "Einstimmen" sowie die Sequenz "Beenden", die im Folgenden beschrieben werden, sind Bestandteile jeder Anwendung und sollten immer in die Behandlung eingebunden werden. Die Durchführung der Behandlung kann alternativ mit einer, zwei oder vier Klangschalen stattfinden. Schaffen Sie zudem eine angenehme Umgebung, in der man sich wohlfühlen kann.

Vorbereitung der Behandlung im Liegen

Eine wichtige Voraussetzung für das erholsame Genießen einer Klangschalenbehandlung ist eine entspannte Körperhaltung. Eine Möglichkeit hierzu ist es, die Liegefläche so zu gestalten, dass Kopf und Füße gut aufliegen, bei Bedarf leicht erhöht. Auch eine kleine Rolle unter den Knien wirkt angenehm. Sie können auch eine dünne Decke über den zu Behandelnden legen, damit er in der Entspannung nicht friert, wenn der Körper zur Ruhe gekommen ist. Die Schwingung der Schalen sollte jedoch durch die Decke wahrgenommen werden können.

Suchen Sie sich einen Platz, von dem aus Sie die Klangschale gut und entspannt anschlagen können. Wichtig ist hierbei, nicht zu viel Unruhe und Bewegung in die Behandlung zu bringen, um die Entspannung nicht zu stören.

Grundlagen: Sequenz "Einstimmen" im Liegen

Mit der Einstimmung nehmen Sie einen ersten Kontakt mit der Klangschale zu Ihrem Partner auf und stimmen dessen Körper auf die sanften Schwingungen und die kommende Behandlung ein.

Sie nehmen zunächst die Klangschale in die Hand, schlagen Sie sanft an und verweilen einige Momente mit wenig Abstand zu den Fußsohlen (nicht berühren!).

Gehen Sie dann mit der sanft schwingenden Schale von den Füßen in etwa zehn Zentimeter Abstand zum Körper bis zum Brustraum.

Lassen Sie diese Einstimmung nach oben mit mehr Abstand zum Körper ausklingen, indem Sie über den Kopf nach oben gehen.

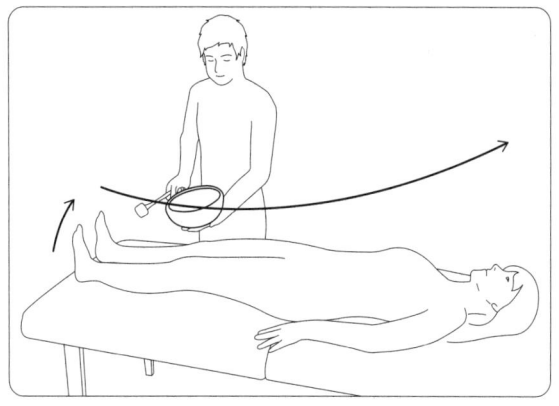

Einstimmen im Liegen

Diese Einstimmung können Sie zwei bis drei Mal wiederholen; dies bewirkt ein erstes Gefühl des An-kommens und Wohlfühlens für den Behandelten.

Grundlagen: Sequenz "Beenden" im Liegen
Mit der "Einstimmung" haben Sie die Behandlung und den Kontakt mit der Klangschale begonnen. Mit der Sequenz "Beenden" schließen Sie die Be-handlung ab.

Dazu nehmen Sie zunächst die Klangschale in die Hand. Schlagen Sie sie sanft an, und verweilen Sie damit einige Momente mit wenig Abstand an den Fußsohlen (nicht berühren!).

Gehen Sie dann von den Füßen kommend in etwa zehn Zentimetern Höhe mit der sanft schwingenden Schale über den Körper des Behandelten bis zum Brustraum.

Lassen Sie dies nach oben mit mehr Abstand zum Körper ausklingen, indem Sie über den Kopf nach oben gehen.

Als Ergänzung schlagen Sie die Klangschale nun weit über dem Körper erneut an und gehen mit gewissem Abstand über den Brustbereich wieder langsam zurück zu den Füßen.

Schlagen Sie die Schale nun ein wenig stärker an, und halten Sie sie vor die Fußsohle, "streicheln" Sie die Fußsohlen ein wenig von unten nach oben zu den Zehen, wobei Sie die Klangschale wiederum in geringer Entfernung zum Fuß halten, jedoch ohne den Fuß zu berühren.

Wiederholen Sie das "Streicheln" der Füße drei bis vier Mal.

Entfernen Sie die schwingende Klangschale nun bewusst von den Füßen – so als ob Sie den Energiefaden nach unten wegziehen würden.

Lassen Sie dem Behandelten einige Minuten Zeit, um nachzuspüren und nachzuschwingen. Am besten setzen Sie sich entspannt neben den Behandelten und genießen ebenfalls die Ruhe und Stille.

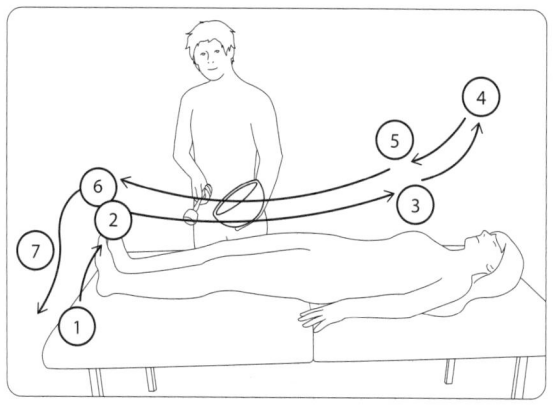

Beenden im Liegen

Partnerübung: Entspanntes Liegen mit einer Klangschale

Empfehlung: eine mittlere/große Klangschale mit Filzklöppel

Zum Beginn nehmen Sie wieder mit der Sequenz "Einstimmung" die Behandlung auf.

Stellen Sie die Klangschale etwa zehn Zentimeter vor die Fußsohlen des zu Behandelnden, und schlagen Sie diese in Richtung der Füße an; lassen Sie die Schale fast ausklingen. An den Füßen muss der Anschlag nicht so sanft sein, da es hier mehr um das Spüren und um die Erdverbundenheit geht. Für viele Menschen ist es interessant, die Schwingungen an den Füßen zu spüren, denn laut der Meinung vieler "funktionieren Füße, aber sie spüren nicht". Wiederholen Sie den Vorgang entspannt drei bis vier Mal, beachten Sie dabei aber, dass Sie der Klangschale genügend Zeit zum Ausschwingen lassen.

Stellen Sie nun die Schale mit etwa zehn Zentimeter oder mehr Abstand über den Kopf. Wichtig: Im Gegensatz zu den Füßen ist der Kopfbereich sehr sensibel! Bitte hier sehr, sehr sanft anschlagen! Beachten Sie auch, dass die Schale länger schwingt, als Sie sie hören können, und der entspannte Behandelte nimmt diese Schwingungen gerade in Kopfnähe noch sehr gut wahr! Die Schale daher immer gut ausklingen lassen. Auch hier schlagen Sie die Klangschale drei bis vier Mal sehr sanft mit dem Filzklöppel an.

Als Nächstes wird die linke Seite behandelt. Stellen Sie die Schale ungefähr in Brusthöhe neben die Arme. Schlagen Sie die Schale wieder sanft drei bis vier Mal mit etwas Abstand vom Körper an, sodass die Schall-/Klangwellen sachte auf den Körper zulaufen. Dabei immer gut ausschwingen lassen!

Und nun das Gleiche auf der rechten Seite des Behandelten.

Positionieren Sie jetzt die Klangschale wieder an den Fußsohlen, und lassen Sie zunächst einen Moment die Zeit verstreichen. Genießen Sie die Ruhe und Stille. Nehmen Sie bewusst ein paar ruhige, tiefe Atemzüge.

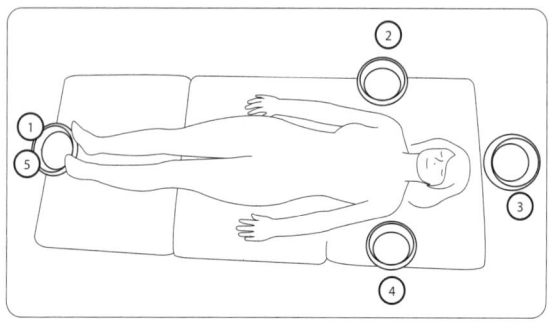

Die verschiedenen Positionen einer Klangschale

Wiederholen Sie den Behandlungsablauf mit viel Ruhe und Entspannung.

Wenn Sie diese zweite Runde beendet haben, schließen Sie die Behandlung mit der Sequenz "Beenden" ab. Bleiben Sie anschließend auf Ihrem Platz neben dem Behandelten sitzen. Genießen auch Sie selbst die Ruhe und Entspannung, die jetzt im Raum stehen. Atmen Sie ruhig und entspannt, und genießen Sie einfach.

Partnerübung: Entspanntes Liegen mit zwei Klangschalen

Empfehlung: zwei mittlere/größere Klangschalen mit Filzklöppel

Bei dieser Behandlung sind die Sequenzen "Einstimmung" und "Beenden" identisch mit der vorherigen Übung mit einer Klangschale. Auch das Anschlagen ist gleich, nur das Kernstück mit den Schalen ändert sich im Ablauf ein wenig, da Sie ja mehr Schalen zur Verfügung haben und diese nicht immer neu aufstellen müssen. Wenn Sie zwei Schalen zur Verfügung haben, können Sie den Behandlungsablauf zudem ruhiger durchführen als mit einer Schale. Auch ergeben die unterschiedlichen Töne der Schalen einen facettenreicheren Klangraum, in dem der Behandelte ruht.

Nach der "Einstimmung" stellen Sie zuerst die tiefer klingende Klangschale an die Füße, die heller klingende Schale an den Kopfbereich.

Jetzt schlagen Sie die Schale an den Füßen wie beschrieben zwei bis drei Mal mit etwas Abstand zum

Körper an, sodass die Klangwellen sanft auf den Körper zurollen. Dabei die Schale immer wieder gut ausklingen lassen.

Danach die Schale über dem Kopf anschlagen. Achtung: sehr sanft! Zwei bis drei Mal sehr, sehr gut ausklingen lassen. Eine kleine Pause.

Danach die Schalen neu positionieren - die tiefer klingende Schale auf die rechte Seite und die höher klingende Schale auf die linke Seite des Klienten stellen.

Beginnen Sie mit der Behandlung auf der rechten Seite wie beschrieben.

Nach einer kleinen Pause, in der Sie bewusst und in Ruhe atmen, wechseln Sie auf die linke Seite.

Nach einer kleinen Pause wiederholen Sie die ganze Behandlung noch einmal in aller Ruhe.

Wenn Sie diese zweite Runde beendet haben, bleiben Sie neben dem Behandelten sitzen, machen wieder eine kleine Pause und schließen die Übung mit der Sequenz "Beenden" ab.

Partnerübung: Entspanntes Liegen mit vier Klangschalen

Empfehlung: vier mittlere/größere Klangschalen mit Filzklöppel

Dies ist eine wunderbare Behandlung, die in eine sehr tiefe Entspannung führt und ein angenehmes Gefühl von "Getragensein" vermittelt. Der Behandelte fühlt sich regelrecht eingehüllt in den Klang. Hier wird mit Gegensätzen gearbeitet, das heißt, der tiefe Klang der Schale an den Füßen erfährt einen Gegensatz in der Schale am Kopf mit dem sehr hohen Klang. Der Behandelte fühlt sich in diesen Klängen getragen.

Sie beginnen wie gewohnt mit der Sequenz "Einstimmung". Dazu können Sie eine der vier Klangschalen nutzen, am besten diejenige mit dem tiefsten Ton. Falls Ihnen die Schale zu schwer ist, benutzen Sie eine leichtere. Die tieferen Töne wirken jedoch sehr entspannend.

Stellen Sie die Klangschale dann an folgenden Positionen auf:

Position 1: Fußklangschale mit dem tiefsten Ton

Position 2: Kopfklangschale mit dem höchsten Ton

Position 3: Seitenklangschale rechts mit dem zweittiefsten Ton

Position 4: Seitenklangschale links mit dem zweithöchsten Ton

In dieser Reihenfolge (1-2-3-4) werden die Klangschalen jetzt angeschlagen (Grundsetting).

Jede Klangschale wird nur ein einziges Mal angeschlagen. Lassen Sie die Schale gut ausklingen.

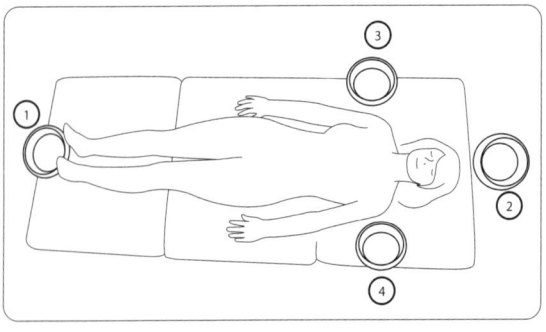

Klangmeditation mit vier Klangschalen

Dann die nächste Klangschale anschlagen. Dieses Grundsetting zwei Mal durchspielen.

Anschließend sind Variationen im Anschlagen möglich, aber immer nur im Uhrzeigersinn, das heißt wenn die zuletzt angeschlagene Klangschale zum Beispiel Klangschale 3 auf der rechten Seite war, könnte jetzt entweder Kopfklangschale 2 oder die Schale auf der linken Seite mit der Nummer 4 angeschlagen werden. Es können von der zuletzt angeschlagenen Schale demnach immer nur die im Uhrzeigersinn folgenden zwei Schalen angeschlagen werden. Damit wird die Grundrichtung der Bewegungen im Uhrzeigersinn eingehalten.

Die einzelnen Klangschalen wieder wie gewohnt gut ausklingen lassen und dabei den eigenen Atem kontrollieren! Diese Übung kann gerne 30 bis 40 Minuten durchgeführt werden. Sie werden spüren, wie entspannend dies ist.

Als Abschluss nochmals das Grundsetting in der Reihenfolge 1-2-3-4 durchführen und danach mit der Sequenz "Beenden" abschließen.

Bitte lassen Sie dem Behandelten ausreichend Zeit für das Nachklingen, und legen Sie eine leichte Decke über ihn, damit er nicht friert.

Achten Sie bei dieser Übung immer darauf, dass Sie als Behandelnder die Übung ruhig und entspannt mittragen. Vergessen Sie auch das bewusste Atmen nicht. Die Behandlung wird für Sie damit ebenfalls zu einem besonderen Erlebnis.

Sie werden erleben, dass gerade solche tiefgehenden Entspannungen uns den Zugang zu verschütteten oder neuen Räumen und Möglichkeiten erlauben. Der Alltag wird mit all dem, was noch zu tun ist und was uns unbewusst ständig belastet, hintangestellt. Wir können somit auf unsere Ressourcen zurückgreifen, die nicht mehr blockiert sind, und kraftvoll die notwendigen Dinge in Angriff nehmen.

• • •

Spüren auf dem Körper – Übungen mit direktem Körperkontakt

Nachdem Sie die Klangschale bereits auf der Hand oder im Körperumfeld gespürt haben, gehen Sie im nächsten Schritt dazu über, die Schwingung direkt auf dem Körper zu erfahren. Dies ist eine sehr interessante und spannende Erfahrung, denn die Schwingung geht jetzt direkt in den Körper über – sie lockert unser Körpersystem und bringt tiefe Entspannung in zweierlei Hinsicht: über das Hören des sanft angeschlagenen Klanges und über das Spüren der Schwingungen. Die Schwingungen werden direkt über die Körperflüssigkeiten weitergeleitet und somit noch stärker wahrgenommen. Dies führt dazu, dass wir unsere Gedanken auf dieses Hören und Spüren konzentrieren, und die Alltagsgedanken entschwinden.

Einen wichtigen Grundsatz zum Aufstellen der Klangschalen habe ich bereits mehrfach angesprochen: Die Schale sollte möglichst immer so stehen, dass die Seitenwände frei schwingen können.

Berührungen an der Seitenwand von Bekleidung oder Ähnlichem reduzieren die Schwingungszeit und verkürzen das Erlebnis.

Einzelübungen

Einzelübung: Die Klangschale auf dem eigenen Körper spüren

Empfehlung: mittlere/größere Klangschale mit Filzklöppel

Sich für sich selbst Raum und Zeit zu nehmen, um sich zu entspannen, und sich die Ruhe zu gönnen, um in unserer hektischen Zeit eine kleine Wohlfühlinsel zu entdecken, das ist mit einer Klangschale sehr gut möglich – auch alleine. Laden Sie sich doch selbst einmal ein – zu einer neuen Erfahrung! Spüren Sie, wie die Schwingung den Körper durchdringt.

Wie sie jede Zelle Ihres Systems erreicht und leicht bewegt.

Wie sich Verspannungen lockern, wie die Entspannung Einzug hält.

Spüren Sie, wie lange die Schwingungen anhalten und wie diese langsam wieder gehen, sodass Ruhe und Stille einkehren.

Legen Sie sich auf den Rücken, sodass Sie möglichst flach liegen, eventuell liegt der Kopf leicht erhöht. Sie sollten sich angenehm entspannt und wohlfühlen.

Die Klangschale und den Filzklöppel (für einen sanften Klang) stellen Sie leicht erreichbar neben sich.

Atmen Sie einige Male ruhig und tief durch.

Stellen Sie die Klangschale auf Ihren Bauch.

Schlagen Sie die Schale sanft am oberen Rand an.

Lassen Sie sie gut ausschwingen – nehmen Sie wahr, wie lange sie schwingt.

Wiederholen Sie dies einige Male – so lange wie Sie das Gefühl haben, dass es ihnen guttut.

Verändern Sie jetzt die Position der Klangschale in Richtung Becken.

Hier ebenso wieder mehrfach anschlagen und ausschwingen lassen.

Dann nochmals am Bauchbereich.

Und dann auf Höhe des Brustbereiches.

Zum Abschluss kehren Sie zum Bauchbereich zurück.

Gönnen Sie sich einige Minuten der Ruhe und Entspannung zum Nachklingen.

Wie war diese Erfahrung für Sie, wie fühlen Sie sich? Wo hat Ihnen die Schwingung besonders gutgetan? Was hat sich für Sie vom Fühlen und vom Gefühl her verändert?

Vielleicht ist diese (und die folgenden Übungen) beim ersten Durchführen noch ein wenig anstrengend. Sich an den Ablauf zu gewöhnen sowie die Klangschale selbst zu positionieren und anzuschlagen, erfordert ein wenig Übung. Sie werden jedoch merken, wie dies mit jeder Übung einfacher, entspannender und selbstverständlicher wird und Sie es immer mehr genießen können. Es ist wie ein Rückzug aus dem Alltag auf Ihre eigene kleine Insel.

Hilfestellung für mehr Stabilität

Sie können diese Grundlage gerne variieren – je nachdem mit welchem Ablauf Sie sich am wohlsten fühlen. Dazu können Sie Beine und Schultern einbeziehen oder die Klangschale zusätzlich – wie bereits zuvor beschrieben – in Körpernähe stellen. Wenn Sie die Arme nicht zu eng an den Körper legen, kann die Schale auch gut darauf stehen bleiben.

> *Tipp:* Falls Sie die Schale an einer Stelle aufstellen möchten, die auf den ersten Blick keinen sicheren Stand bietet, nehmen Sie zusätzlich ein kleines Kissen oder Polster als Unterstützung, um mehr Stabilität zu erreichen.

Alternativ können Sie auch eine Hand leicht an den Klangschalenboden (nicht an die Seite) halten, um die Schale zu fixieren.

Variation: Entspannende Klangschalen auf dem Rücken

Die Klangschale auf dem Rücken verhilft Ihnen zu tiefer Entspannung. Hierfür ist die Position der Schale an der Wirbelsäule sehr gut, die sich zudem leicht verändern lässt. Ein wenig Übung erfordert allerdings das Anschlagen auf dem Rücken – versuchen Sie es trotzdem. Vor allem im Beckenbereich sind die feinen Schwingungen sehr angenehm und lockern die Muskulatur rund um das Becken und die Wirbelsäule. Die tiefe Vibration wird als sehr entspannend und krampflösend empfunden.

Übung:

Legen Sie sich entspannt auf den Bauch.

Nun stellen Sie die Klangschale im Beckenbereich auf den Rücken. Achten Sie darauf, dass die Schale frei steht und an der Seite gut schwingen kann.

Schlagen Sie die Klangschale seitlich am oberen Rand an. Am Anfang erfordert dies ein wenig Übung, um die richtige Stelle zu treffen. Aber Sie werden schnell feststellen, dass Sie bald die richtige Stelle treffen und die Schale gut ausschwingen lassen können. Genießen Sie dieses Schwingen, die tiefe, lockernde Vibration. Bei jedem neuen Anschlagen ein wenig tiefer, entspannender, lockernder – und immer wieder ein wenig anders. Nehmen Sie auch wahr, dass Sie sich nach diesen Übungen entspannter und kraftvoller fühlen.

Sie können die Position der Klangschale auch weiter verändern, um die Entspannung entlang der Wirbelsäule zu spüren. Verschieben Sie dazu die Klangschale immer um 10 bis 15 Zentimeter in Richtung Kopf, und schlagen Sie die Schale so lange sanft an, wie Sie es als angenehm und wohltuend empfinden. Sie werden schnell auch die Bereiche herausfinden, die besonders verspannt sind und die Sie dann öfter behandeln sollten. Falls Sie mehrere Klangschalen zur Verfügung haben, können Sie diese auch bereits vorab auf die Wirbelsäule stellen und abwechselnd anschlagen.

Partnerübung: Mit der Klangschale auf dem Körper

Die beschriebene Übung lässt sich natürlich auch sehr gut als Partnerübung durchführen. Die Positionierung der Klangschale, das Anschlagen und weitere Details wurden ja bereits ausführlich im Kapitel "Partnerübung: Entspanntes Liegen mit einer Klangschale" besprochen.

Zusätzlich sollten Sie auf einen guten Stand der Klangschalen achten. Nicht stabil und wackelig stehende Klangschalen sorgen nicht für Entspannung, denn der Behandelte spürt, dass die Schale nicht sicher steht und hat "Angst", dass die Klangschale eventuell herunterfallen könnte. Zur Unterstützung der Standfestigkeit können Sie die Klangschale zusätzlich mit einigen Fingern am Boden stabilisieren. So findet die gesamte Übung sehr entspannt und mit viel Vertrauen statt.

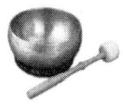

Die Klangschalenmassage

Empfehlung: drei verschiedene Klangschalen mit Filzklöppel

Die Klangschalenmassage wird meist mit drei Klangschalen durchgeführt und dauert in der Regel zwischen 30 und 45 Minuten. Für die Durchführung der Anwendung sollte ein ruhiger Raum mit angenehmer Atmosphäre zur Verfügung stehen.

Die Vorgehensweise bei einer Klangschalenmassage ist nicht einheitlich. Unterschiedliche Lehrer haben hier verschiedene Vorgehensweisen entwickelt, und da die wirkungsvolle Durchführung der Klangschalenmassage auch sehr viel mit eigenen Erfahrungen und Intuition zu tun hat, möchte ich hier nur eine erste Einstimmung in dieses Thema geben. Es empfiehlt sich, zum Erlernen der Klangschalenmassage ein Seminar zu besuchen, da besonders die eigenen Erfahrungen, die Sie bei den Übungen machen, sehr wertvoll sind. Sie verstärken die Sensibilität, die Ihre spätere Arbeit mit Ihrem Partner oder mit Kunden wertvoller macht.

● ● ●

Die Position des Behandelten – Rücken- oder Bauchlage?

Wir gehen von folgender Lage des Behandelten aus: Er liegt auf einer Massageliege flach auf dem Bauch. Sehr oft sehen Sie zwar auch Behandlungen, bei denen der Behandelte auf dem Rücken liegt und die Klangschalen auf Brust und Körpervorderseite gestellt werden. Die Gründe, warum ich aber das Aufstellen der Klangschalen auf den Rücken empfehle, sind folgende:

- Auf der Körpervorder-/Brustseite ist es an manchen Stellen schwierig, eine Klangschale aufzustellen, ob dies nun an einem etwas fülligen Bauch liegt oder an der Wölbung der

Brust. Gerade auf einem etwas fülligen Bauch kommt zudem leicht das Gefühl auf, dass die Klangschale abrutschen könnte. Somit kann der Behandelte die Atmung nicht frei fließen lassen und das Erleben ist nicht entspannt, da immer wieder innerlich überprüft wird, ob die Schale nicht ins Rutschen kommt.

- Der Behandelnde kann hier leicht feine Grenzlinien überschreiten (zum Beispiel Brustbereich bei Frauen).

Bei der Positionierung der Klangschalen auf dem Rücken gibt es diese Probleme nicht.

- Der Rücken bildet vom Becken bis zum Hals eine sehr gute Auflagefläche für eine oder mehrere Klangschalen.

- Die Atmung kann ungehindert fließen.

- Die Grenzbereiche, wie zum Beispiel der Brustbereich bei Frauen, werden nicht berührt.

- Der Klang und die Schwingungen gehen auch vom Rücken durch den Körper.

- Die sensiblen Stellen rund um die Wirbelsäule werden direkt angesprochen.

- Zusätzlich kann die Schale in der Rückenlage auch auf die flachen Fußsohlen gestellt werden.

Bitte probieren Sie beide Seiten (Rücken- und Vorderpartie) aus, und bilden Sie sich selbst ein Urteil. Die Durchführung einer Klangschalenmassage ist auf beiden Seiten möglich.

• • •

Auswahl der Klangschalen

Für die Klangschalenmassage gibt es oft bereits fertig zusammengestellte Sets zu kaufen. Ich persönlich rate jedoch dazu, sich die Schalen selbst auszusuchen und zu kombinieren, denn dann passen die Töne und die Schalen auch zu mir – es sind "meine" Töne und "meine" Schalen. Auf jeden Fall sollten Sie nicht mit Schalen arbeiten, deren Ton Ihnen nicht liegt, denn dann wird es schwierig, eine Entspannung zu erreichen.

Partnerübung: Klangschalenmassage

Wählen Sie eine größere Klangschale mit dem tiefsten Ton für den unteren Bereich (Füße/Beine; Klangschale A), eine Klangschale für den mittleren Bereich (Klangschale B) und eine Klangschale für den oberen Bereich mit höherem Ton (Klangschale C) aus. Beachten Sie bitte, dass die Schalen im Winter nicht kalt, sondern eventuell in Heizungsnähe vorgewärmt sein sollten.

Führen Sie zunächst die Sequenz "Einstimmen" durch, wie bereits weiter oben beschrieben. Mit der schwingenden Klangschale gehen Sie – von den Füßen her kommend – mit etwa zehn Zentimetern Abstand über den Körper zum Kopfbereich. Danach:

Zuerst wird die größte Schale A für den unteren Bereich sanft auf die Fußsohlen gestellt.

Anschlagen – und gut ausklingen lassen.

Zwei Mal wiederholen und die Schale wiederum gut ausklingen lassen. Das eigene entspannte Atmen dabei bitte nicht vergessen.

Dann stellen Sie Klangschale A langsam und sanft auf die beiden Unterschenkel – auf die unterste mögliche Position, das bedeutet einige Zentimeter über den Fersen.

Wieder drei Mal sanft anschlagen und gut ausklingen lassen.

Langsam nun Klangschale A Stück für Stück in Richtung Rücken bewegen und immer wieder wie beschrieben anschlagen. Lassen Sie sich hierfür viel Zeit! Wesentlich bei der Klangschalenmassage ist, dass alles mit sehr viel Zeit und Ruhe stattfindet, damit die Schwingungen auch entspannt aufgenommen werden können.

Die letzte Position mit Klangschale A ist das Steißbein.

Nun wechseln Sie sanft und vorsichtig die Klangschale; die bereits benutzte Schale A stellen Sie an den Fußbereich. Dort bleibt die Schale auch für die nächste Zeit stehen. Schale B für den mittleren Bereich stellen Sie auf das Steißbein.

Schlagen Sie Schale B langsam und entspannt drei Mal an.

Zur Harmonisierung schlagen Sie Schale A am Fußbereich immer wieder sanft an, bevor Sie die mittlere Klangschale B anschlagen. Der Klang kann sich hier leicht überlappen, das heißt, die Fußschale kann noch ein wenig nachklingen, wenn die mittlere Schale B angeschlagen wird.

Analog zur Vorgehensweise mit Schale A wird Schale B in kleinen Schritten bis zu den Schulterblättern weitergeführt. Sie wird dabei sanft im Wechsel mit Schale A angeschlagen, die weiterhin an ihrem Platz stehen bleibt.

Im nächsten Schritt wird nun Schale C für den oberen Bereich eingesetzt. Dazu wird Schale B für den mittleren Bereich zurück auf den unteren Rücken gestellt, sodass sie gut und frei schwingen kann.

Die neue Schale C wird auf den Bereich zwischen den Schultern gestellt und drei Mal angeschlagen.

Nun wird zuerst Schale A, dann die mittlere Schale B und schließlich die obere Schale C angeschlagen. Die Klänge von Schale A sowie Schale B können noch leicht nachschwingen, bevor Schale C angeschlagen wird. Sie sollten sich jedoch nicht zu stark überlappen.

Bewegen Sie in diesem Rhythmus die obere Schale C Stück für Stück bis zum Halswirbel. Bitte beachten Sie, dass im oberen Bereich nur sehr, sehr sanft angeschlagen werden sollte, da die Vibrationen am Kopf sehr stark wahrgenommen werden – auch die Klänge sind in der Nähe des Ohres sehr intensiv zu hören.

Im nächsten Schritt stellen Sie die obere Klangschale C über den Kopf, falls dies möglich ist. Wenn nicht, bleibt sie am oberen Hals stehen.

Nun schlagen Sie alle drei Schalen – bei Schale A beginnend – einige Male an. Vergessen Sie nicht die Pausen zwischen dem Anschlagen – und dass der Anschlag selbst sehr sanft sein sollte! Achten Sie auf Ihr Gefühl, wie oft Sie die Klangschalen anschlagen sollten und wie es dem Behandelten geht.

Wenn Sie das Gefühl haben, dass es genug ist, entfernen Sie die obere Schale C, und schlagen Sie die unteren Schalen A und B drei Mal in Folge entspannt sowie mit leicht überlappendem Klang an.

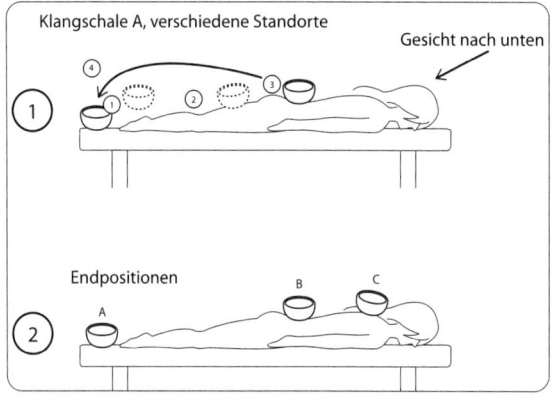

Ablauf einer Klangschalenmassage

Nun entfernen Sie sanft die mittlere Schale B und schlagen die übrig gebliebene Schale A am Fuß drei Mal mit leichten Pausen an.

Beenden Sie die Behandlung wie in der Sequenz "Beenden" beschrieben.

Decken Sie den Behandelten mit einer leichten Decke zu, und lassen Sie ihn mindestens zehn Minuten nachruhen.

Sprechen Sie nach der Pause mit ihm, wie er die Behandlung empfunden hat, was genau er gefühlt hat,

wo er die Klangschalen besonders intensiv wahrgenommen hat, wo er die Entspannung gefühlt hat
und wie es ihm jetzt geht. Indem die Erfahrungen
noch einmal verbalisiert werden, wird Entspannung
nochmals bewusst gemacht. Verstärkt sollte hier
auf die "Wohlfühlaspekte" eingegangen werden –
die eher negativen Gefühle sollten nur registriert,
aber nicht verstärkt werden.

Wie bereits angemerkt, gibt es unterschiedliche Arten von Klangschalenmassagen mit vielen verschiedenen Variationen und Möglichkeiten. Nach einiger
Zeit des Übens werden Sie für sich feststellen, was
Sie verändern möchten. Tun Sie es Stück für Stück!
Lernen Sie aus den Übungen und dem, was Ihnen
nach der Massage mitgeteilt wird.

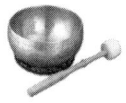

Im Klang baden

Der Klang einer Klangschale breitet sich nicht nur durch die Luft aus, sondern sie überträgt die Schwingungen auch an Flüssigkeiten. Dieses Wissen können Sie dahingehend nutzen, dass Sie auch im Wasser mit den Klangschalen arbeiten und die Schwingungen im Wasser spüren.

● ● ●

Die Hände

Ein Klangbad für die Hände – ein schönes Gefühl für zwischendurch. Bei dieser einfachen Anwendung werden die Unterarme am Tisch auf einem Polster ein wenig höher aufgelegt, sodass die Hände frei in den Innenraum einer Klangschale hängen können, ohne die Schale zu berühren.

Einzelübung: Klangbad für die Hände

Empfehlung: größere Klangschale mit Filzklöppel

Bereiten Sie hierfür zunächst den Platz vor. Um die Hände entspannt in die Klangschale hängen zu können, kann man beispielsweise ein Kissen oder eine Decke unter die Unterarme legen. Sie sollten bequem sitzen.

Jetzt können Sie mit dem bereitliegenden Filzklöppel die Klangschale anschlagen und die Hände in die schwingende Schale hängen. Genießen Sie das Gefühl, die sanften, belebenden Schwingungen an den entspannt hängenden Händen zu spüren.

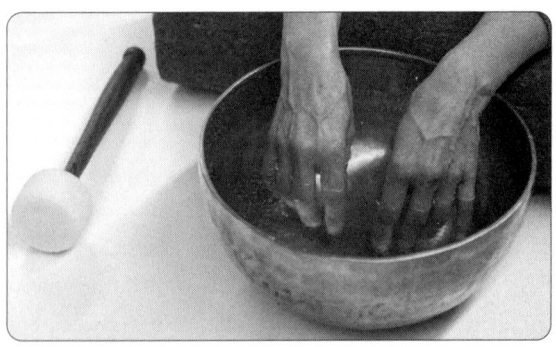

Klangbad für die Hände

Alternative mit Wasser

Eine weitere "wohlfühlende" Möglichkeit ist es, die Klangschale - je nach Größe - zur Hälfte oder mehr mit Wasser zu füllen. Das Wasser kann sogar noch mit ein wenig Öl angereichert werden, das zusätzlich die Haut pflegt und eine schöne Optik beim Anschlagen gibt. Eingesetzt wird dies zum Beispiel auch als erweitertes Ritual in Nagelstudios.

Partnerübung: Klangbad für die Hände

Angenehmer ist es natürlich noch, wenn man die Klangschale nicht selbst anschlagen muss, sondern wenn sie vom Partner angeschlagen wird - dann kann man einfach nur genießen. Eine weitere Möglichkeit ist es, das Klangbad für die Hände in einer entspannten Lage auf einem Liegestuhl durchzuführen, zum Beispiel mit zwei Klangschalen - eine für die linke Hand, eine für die rechte Hand -, und der Partner schlägt die Schalen abwechselnd an. Ein wahrer Genuss!

• • •
Die Füße

Die Füße, aber insbesondere die Fußsohlen, sind ein sehr sensibler Bereich, der im Alltag meist nicht besonders beachtet wird. Doch gerade aus der Fußreflexzonenmassage wissen wir, wie viele Reflexpunkte des ganzen Körpers sich im Fuß finden. Eine Behandlung der Füße trägt somit ganz erheblich zum Wohlbefinden bei.

Einzelübung: Große Klangschalen und Fußklangschalen

Empfehlung: große Klangschale (mehr als vier Kilogramm) mit Filz- oder Spezialklöppel

Trockenübung:

Für diese Übung benötigen Sie eine große Klangschale, in die Sie Ihre Füße entweder stellen oder locker hängen können. Falls Sie Ihre Füße in eine Klangschale stellen möchten, sollten Sie darauf achten, dass die Schale groß genug ist, sodass die Füße möglichst nur den Boden bedecken und nicht am Rand den Klang hemmen. Das heißt, Sie benötigen hier eine Klangschale mit mindestens 30 bis 40 Zentimeter flacher Bodenfläche. Diese großen Klangschalen haben meist ein Gewicht von sechs oder mehr Kilogramm.

Die Schwingungen spüren Sie oft auch mit Schuhen und selbst durch Schuhsohlen. Entspannender ist es jedoch, wenn Sie die Schuhe ausziehen. Der Fuß sollte auf jeden Fall in keiner Richtung eingeengt sein; so spüren Sie die Schwingungen noch intensiver.

Alternativ können Sie die Füße ohne Schuhe auch in eine Schale hängen. Dies hat den Vorteil, dass Sie nur eine kleinere Schale benötigen und dass die Fußsohlen frei sind und von den Schwingungen erfasst werden können.

Wasserübung

Ein wunderschönes Erlebnis ist es, die Füße in eine große Klangschale mit Wasser zu stellen oder zu hängen. Hierfür empfiehlt es sich, eine Klangschale mit glänzender Innenseite zu nehmen, da hier das Wasser zusätzlich noch schöne Lichtreflexe zeigt.

Füllen Sie dazu eine große Klangschale bis zur Hälfte mit Wasser, sodass die Fußsohlen oder sogar die Füße gut bedeckt sind.

Achten Sie zudem auf eine gute Sitzhöhe, eventuell können Sie hier mit einem Kissen nachhelfen, sodass Sie Ihre Füße entspannt in die Klangschale stellen können. Falls Sie die Füße in die Klangschale hängen möchten, sollte die Sitzposition so erhöht sein, dass die Füße locker und entspannt in der Klangschale hängen, aber nicht den Rand berühren.
Jetzt können Sie die Klangschale kräftig anschlagen. Sie können die Schwingung nicht nur an den Füßen spüren, sondern Sie sehen sie auch an der Wasseroberfläche. Lassen Sie die Schale gut ausschwingen, und achten Sie darauf, wie lange Sie die Schwingungen spüren.
Dann wiederholen Sie das Anschlagen mehrmals, wobei Sie die Schale jedes Mal gut ausklingen lassen.

Kombination von Trocken- und Wasserübung:

Sie können diese beiden Übungen auch in einer Übung kombinieren, um so eine komplette Behandlung zu erreichen.

1. Schritt: Behandlung ohne Wasser

Im ersten Schritt wird die Behandlung ohne Wasser durchgeführt.

Hängen oder stellen Sie dazu die Füße wie beschrieben in die Klangschale. Schlagen Sie die Schale mit dem speziellen Schlegel für große Klangschalen am oberen Rand an. Spüren Sie, wie die Füße die Schwingungen der Klangschalen aufnehmen und entspannen. Es ist gut, einmal bewusst seine Füße zu spüren, denn sehr oft müssen sie "einfach nur funktionieren", ohne wirklich wahrgenommen zu werden. Spüren Sie dabei, wie lange der Klang anhält und wie er verstummt. Danach schlagen Sie die Schale erneut an. Wiederholen Sie dies einige Male.

2. Schritt: Behandlung mit Wasser

Sie können die Klangschale dann maximal bis zur Hälfte mit Wasser füllen. Das Wasser sollte nicht überlaufen, wenn Sie die Füße hineinstellen und die Klangschale anschlagen. Schlagen Sie die Schale zuerst sehr sanft, dann ein wenig stärker an. Spüren Sie Ihre Füße, die Fußsohlen und das Wasser. Wie bei Schritt 1 können Sie dies einige Male wiederholen und das Ausklingen immer mit allen Sinnen wahrnehmen. Dabei atmen Sie bewusst.

Sie können diese Übung auch noch erweitern, indem Sie entweder zwischendurch die Füße massieren oder das Wasser mit Zusätzen wie Öl ergänzen. Besondere optische Highlights sind im Sommer Blütenblätter. Rosenblüten beispielsweise ergeben einen wunderbaren optischen Reiz, wenn sie in einer innen polierten Klangschale auf der Wasseroberfläche schwimmen.

Nach der Behandlung sollte die Schale gereinigt werden – bei Bedarf kann sie auch mit den handelsüblichen Desinfektionsmitteln gesäubert werden.

• • •

Badewannenentspannung

Im Klang baden – Sie können das durchaus auch wörtlich nehmen ...

Einzelübung: Klangentspannung in der Badewanne

Empfehlung: mittlere/größere Klangschale mit Filzklöppel

Legen Sie sich bequem in die Badewanne, und stellen Sie Ihre Klangschale vorsichtig auf das Wasser. Falls es nicht gerade eine kleine oder sehr schwere, gegossene Klangschale ist, schwimmt sie. Falls Sie jedoch wirklich einmal "untergeht" – kein Problem, Sie können sie ja wieder herausholen und abtrocknen.

Nun können Sie die Klangschale entspannt oben am Rand anschlagen und die Schwingung im Wasser spüren. Wichtig ist, den Klöppel nicht direkt ins Wasser zu tauchen, da er sich sonst verformen könnte.

Genießen Sie die entspannenden Schwingungen – und achten Sie wieder bewusst auf Ihren Atem und wie lange die Klangschale schwingt. Umrahmt von schöner Musik – ein wahrer Genuss!

Die Übung können Sie auch als Partnerübung oder im Schwimmbad durchführen, oder Sie lassen sich von Ihren eigenen Ideen leiten – versuchen Sie es!

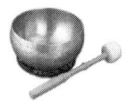

Zusammenfassung:
Die Kraft der Klangschalen

Es freut mich, wenn Sie in den einzelnen Kapiteln erfahren konnten, dass durch die Konzentration auf das Hören und Spüren und durch den damit verbundenen Rückzug Raum für Neues geschaffen werden kann. Denn bei der Arbeit mit Klangschalen können Sie immer wieder feststellen, wie stark die Klänge und Schwingungen unsere Aufmerksamkeit fesseln. Wir konzentrieren uns auf das, was wir am Körper spüren, und folgen dem Klang. Wenn wir dies zulassen, kann es uns so fesseln, dass wir den Alltag und unser Umfeld ganz vergessen und in eine tiefe Entspannung gelangen. Aus den Klängen erwachsen dann Assoziationen, oder wir erleben einfach Räume des Wohlfühlens. Diese freien Räume sind wie ein Rückzugsort aus dem Alltag, Plätze zur Erholung und Regeneration.

Nach Beendigung der Anwendung bestehen die ursprünglichen Anforderungen zudem nicht gleich wieder, wir haben vielmehr die Möglichkeit, die neu entdeckten Räume mit Neuem zu füllen – wir haben die Möglichkeit zur Veränderung. Von daher sind Klangschalen eine der Möglichkeiten, um auf einfache Art und Weise neue Kraft zu schöpfen.

Teil 3:

Nützliches

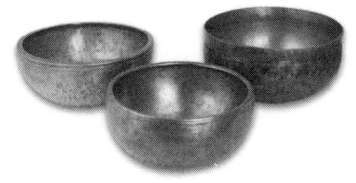

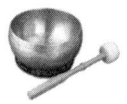

Pflege der Klangschalen

Oft taucht die Frage auf: Was tue ich, nachdem ich die Klangschalen gekauft habe? Muss ich überhaupt etwas damit tun? Sie reinigen? Aus meiner Sicht ist eine erste Reinigung in jedem Fall sinnvoll, denn Sie müssen sich vorstellen, dass die Schalen in den Entwicklungsländern durch viele, viele Hände gegangen sind, und da kann es auf keinen Fall schaden, die neue Schale mit Spülmittel zu reinigen.

Ob Sie eine Schale zusätzlich "energetisch" reinigen, bleibt Ihnen überlassen. Dafür bietet sich ein Wasser-, Luft- oder Erdritual an - oder Sie halten die Schale einfach über Räucherwerk. Schauen Sie, was für Sie notwendig und stimmig ist und was für Sie passt, um sich damit wohlzufühlen.

Sie haben eine Vielzahl von Möglichkeiten für den Einsatz von Klangschalen kennengelernt und einiges davon ausprobiert - und auch dabei kommen die

Schalen mit verschiedenen Menschen und Substanzen in Verbindung. Hin und wieder sollte man seine Schalen daher reinigen. Wie schon gesagt, eine Reinigung mit Wasser und leichtem Spülmittel schadet den Schalen nicht und greift auch das Metall nicht an. Wenn sie längere Zeit im Wasser liegen, kann dies jedoch zu Oxidationen führen, was die Funktionsfähigkeit der Schale allerdings nicht beeinträchtigt. Alte Klangschalen weisen sehr oft Oxidationen auf, die vom Kupferanteil herrühren.

Weitere energetische Reinigungen zwischendurch können Sie selbstverständlich nach Ihrem Dafürhalten durchführen.

• • •

Welche Ausbildungen und Seminare sind sinnvoll?

Das Ziel dieses Buches ist es, Einsteigerwissen zu vermitteln für Ihre ersten Anwendungen mit Klangschalen. Sollten Sie nun das Gefühl haben, mehr wissen und den Umgang mit Klangschalen umfassender trainieren zu wollen, rate ich Ihnen, eines der vielen Klangschalenseminare zu besuchen. Sehen Sie sich die Anbieter an, und überlegen Sie, was Sie lernen möchten, was Sie speziell auch an Vorgehensweisen oder Hintergründen interessiert.

Der Vorteil von Seminaren ist, dass Sie sowohl einen Einblick in den Themenkomplex "Anwendungen geben" als auch in den Bereich "Anwendungen erhalten" bekommen. Sie können die Wirkungsweise der Klangschalen dabei immer überprüfen und erhalten ein Gefühl dafür, was passiert und wie Sie Ihre Anwendungen entsprechend anpassen können.

Bei den Klangschalenanwendungen geht es zu einem großen Teil auch darum, der eigenen Intuition zu folgen: Was steht gerade an, was ist zu tun, um den Wohlfühleffekt zu erhalten - und wo sind die Grenzen? Ich persönlich finde es wichtig, dass die Anwendungen später zumindest ein Stück weit individuell gefärbt sind, das heißt, dass sie mit Ihrem "Eigenen" erfüllt sind, das Ihnen entspricht. Sie sollten zu Ihnen passen und sich für Sie stimmig anfühlen - bitte vergessen Sie das nicht!

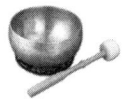

Schlusswort

Erfahrungen, die niemals enden wollen ...

Hätte mir damals – vor vielen Jahren in Nepal – beim Kauf meiner ersten Klangschalen jemand gesagt, was dies für mich bedeuten würde, ich hätte ihn wahrscheinlich für verrückt erklärt. Heute beschäftige ich mich beruflich mit Klangschalen und habe schon Tausende davon importiert – aber immer noch bin ich vom Klang der Schalen fasziniert.

Es würde mich freuen, wenn Sie den Einsatz der Klangschalen anhand der aufgezeigten Übungen erleben konnten. Sie können aber wohl erahnen, dass die weiteren Möglichkeiten der Arbeit mit Klangschalen schier endlos sind. Lassen Sie sich einfach von Ihrem inneren Gespür und von Ihrer Kreativität leiten ...

Nach all den Jahren begeistern mich die Klangschalen immer wieder aufs Neue, und diese Begeisterung
und Faszination möchte ich mit dem vorliegenden
Buch an Sie weitergeben. Viel Spaß beim Ausprobieren!

Über den Autor

Horst Oberle ist Dipl. Bankbe-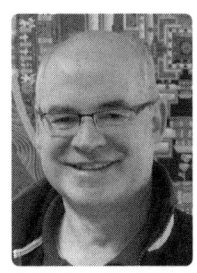
triebswirt, Unternehmer, Logothe-
rapeut und beschäftigt sich seit
mehr als zehn Jahren intensiv mit
Klangschalen und den möglichen
Anwendungen. Dabei liegt sein
Schwerpunkt auf einfachen, entspannenden Anwendungen und
Einsatzmöglichkeiten, die für jedermann durchführbar
sind. Mit seiner eigenen Firma, dem Klangschalen-
Center in Aschaffenburg, konnte er schon umfassende
Erfahrungen und Einsatzmöglichkeiten aus den ver-
schiedensten Ausbildungsrichtungen sammeln. Er plä-
diert für individuelle Anwendungen, die vor allem Entspannung und Wohlfühlen als wesentliche Aspekte in
den Vordergrund stellen.

www.klangschalen-center.de

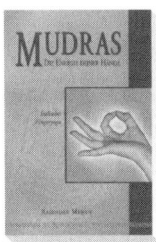

176 Seiten, broschiert
ISBN 978-3-89845-275-5
€ [D] 6.95

Rajendar Menen

Mudras – Die Energie deiner Hände
Indisches Fingeryoga

Die wohltuende Wirkung von Mudras, das Yoga der Hände, können Sie nahezu überall genießen. Sie benötigen dabei keine komplizierten Hilfsmittel, um Ihren Körper zu verjüngen, Krankheiten zu heilen oder gar zu spiritueller Erleuchtung zu finden. Mudras können zudem von absolut jedem erlernt werden, sie sind nie anstrengend und das ideale Heilmittel unserer Zeit.
Der versierte indische Autor Rajendar Menen stellt die wichtigsten Mudras im Detail vor.

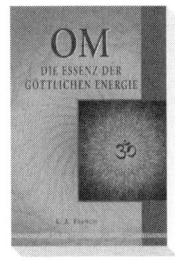

120 Seiten, broschiert
ISBN 978-3-89845-316-5
€ [D] 6.95

K. A. Francis

OM – Die Essenz der göttlichen Energie

OM ist der Puls des Universums, der Ton des bewussten Seins … Der Ton von OM hallt in jedem Wort wider, in jeder Bewegung, die im Universum erzeugt wird. Diese Töne und Bewegungen begleiten uns ohne Anfang und Ende!
K. A. Francis hat die heilige Silbe OM analysiert und bringt ihre wesentliche Bedeutung im Einklang mit der heutigen Zeit auf den Punkt, damit OM in Ihrem Innern aufsteigt und Körper und Geist harmonisiert.

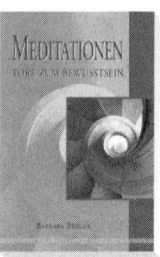

160 Seiten, broschiert
ISBN 978-3-89845-292-2
€ [D] 6,95

Barbara Berger

Meditationen

Tore zum Bewusstsein

Die Meditationen von Barbara Berger sind ein Weg zur Erfahrung von erweiterten Bewusstseinszuständen. In unkomplizierter Art erklärt sie verschiedene Meditationsformen mit praktischen Übungen. Den Meditierenden erwartet u. a., wie der Verstand, die ewige »Quasselstrippe«, beruhigt werden kann, wie man besser schläft, jünger aussieht oder effektiver arbeiten kann ...

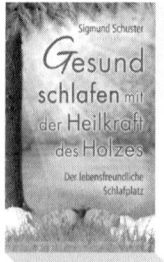

160 Seiten, mit Farbteil,
broschiert
ISBN 978-3-89845-344-8
€ [D] 12,95

Sigmund Schuster

Gesund schlafen mit der Heilkraft des Holzes

Der lebensfreundliche Schlafplatz

Entdecken Sie die Heilkraft des Holzes und lesen Sie, wie Ihr Schlafplatz zu einem energetischen Ort umgewandelt werden kann, der sich positiv auf Ihr Wohlbefinden und Ihre Gesundheit auswirkt. Praktische Tipps zum Ausbau eines lebensfreundlichen Schlafplatzes und dessen positive Auswirkungen auf unsere Seele und unsere Gesundheit helfen, den Schlaf für die Heilung Ihres Körpers und Geistes zu nutzen.

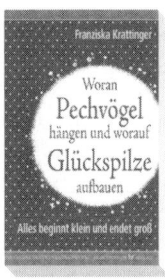

Franziska Krattinger

Woran Pechvögel hängen und worauf Glückspilze aufbauen
Alles beginnt klein und endet groß

Bestimmen Sie Ihr Leben mit der Kraft Ihrer Gedanken und Gefühle selbst! Franziska Krattinger zeigt die Lösungen dazu. Die Möglichkeiten zur Verbesserung unseres Lebensgefühls sind verblüffend einfach, wirkungsvoll und für jedermann leicht anzuwenden...

Ein kleines Buch mit großer Wirkung, da es die Kraft des positiven Denkens in uns entfacht!

176 Seiten, 2-fbg., brosch.
ISBN 978-3-89845-467-4
€ [D] 12.95

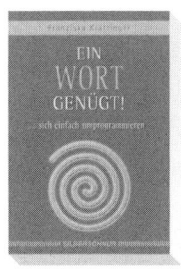

Franziska Krattinger

Ein Wort genügt!
... sich einfach umprogrammieren

Schalten Sie einfach um! Manchmal genügt ein einziges Wort, um verborgene Haltungen ans Licht zu bringen oder Einstellungen zu ändern. Dabei gibt es spezielle Worte, die gleichsam eine magische Wirkung haben, da sie die Schlüssel zu unserem Unterbewusstsein sind: Schaltworte.

Schalten Sie einfach um und nutzen Sie die Kraft, eine Situation augenblicklich im besten und idealen Sinn zu verändern.

168 Seiten, Klappenbr.
ISBN 978-3-89845-152-9
€ [D] 10.90

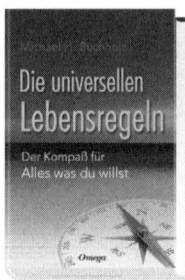

Michael H. Buchholz

Die universellen Lebensregeln

Der Kompaß für Alles was du willst

Das Buch enthält 36 universelle Lebensregeln – uralte Regeln verschiedener Kulturen, die aufgrund ihrer universellen Prägung allgemein gültig sind: für jeden, jede Lebenssituation, für das Erreichen jedes Ziels. Sie zeigen auch auf, weshalb es im Leben zu Schwierigkeiten kommt und wie man diese umschifft. Dieses leicht verständliche Buch dient als praktischer Kompass, um erfolgreich durchs Leben zu navigieren.

224 Seiten, gebunden
ISBN 978-3-930243-73-0
€ [D] 15,80

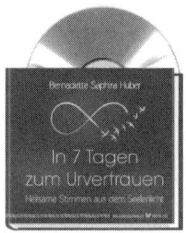

Bernadette Saphira Huber

In 7 Tagen zum Urvertrauen

Heilsame Stimmen aus dem Seelenlicht

Tauche ein in das Licht deiner Seele.
Höre und spüre die himmlischen Wegweiser dieser wundervollen Heilreise zu dir selbst.
Getragen von lichtvollen Klängen erfährst du sieben heilsame Botschaften der Engel des Urvertrauens. Die sensitive Autorin Bernadette

40 Seiten, Hardcover-Buch
im CD-Format, mit CD
ISBN 978-3-89845-478-0
€ [D] 16,95

Saphira Huber verbindet auf dieser CD Botschaften voller Trost und Liebe mit praktischen Übungen, damit du jeden Tag mehr in das Licht der Seele eintauchst und dein Körper, dein Geist und deine Seele erstrahlen im Segen des Urvertrauens.

Weiterführende Informationen zu
Büchern, Autoren und den Aktivitäten
des Silberschnur Verlages erhalten Sie unter:
www.silberschnur.de

Natürlich können Sie uns auch gerne den
Antwort-Coupon aus dem beiliegenden
Lesezeichenflyer zusenden.

Ihr Interesse wird belohnt!